Mady Kelsch

AF281959

Im Schatten der Akazien

Roman

Mady Kelsch

Im Schatten der Akazien

Roman

Bibliografische Information der Deutschen Bibliothek:
Die Deutsche Bibliothek verzeichnet diese Publikation in der
Deutschen Nationalbibliografie; detaillierte bibliografische
Daten sind im Internet unter *http://dnb.ddb.de* abrufbar.

Impressum
© 2009 Mady Kelsch
Satz, Layout und Umschlaggestaltung:
        Keysselitz Deutschland GmbH, München
Herstellung und Verlag:
        Books on Demand GmbH, Norderstedt
Autorenfoto:
        Thomas Kausen, 2009
ISBN: 978-3-8370-5254-1

Meinem Mann in memoriam
und meinem Bernd

Danksagung

An dieser Stelle möchte ich Herrn Dr. Lutz Steinhoff vom Scripta Literatur-Studio München herzlich danken für seine engagierte Beratung bei der Erstellung dieses Familienromans.

Was ist's, das geschehen ist?
Eben das hernach wieder geschehen wird.
Was ist's, das man getan hat?
Eben das man hernach wieder tun wird;
und geschieht nichts Neues unter der Sonne.

Prediger Salomo 1, 9

Prolog

Erisa Csombory zog ihren hellen Sommermantel enger um sich. Wie kühl es war. Die schläfrige Nachmittagssonne, die schräg in die leeren Räume fiel und sie in milchiges Licht tauchte, hatte keine wärmende Kraft mehr. Zögernd ging sie durch das Haus, in dem sie aufgewachsen war. Staub wirbelte auf bei jedem Schritt und flirrte in der Sonne wie Katzengold.

Am Fenster des ehemaligen Speisezimmers blieb sie stehen. In einer Ecke der Fensterbank stand verlassen Katalins Teepuppe. Ausgerechnet die Teepuppe. Erisa hatte sie nie gemocht. Puppen hatten sie immer gelangweilt, wie überhaupt alles Puppenhafte. Sie wollte schon weitergehen, doch dann hob sie die Puppe hoch, und tatsächlich: Unter dem ziegelroten Reifrock stand noch die weiße Teekanne mit den groschengroßen Goldpunkten, die Arpad für Katalin aus London mitgebracht hatte. Erisa nahm den konisch geformten Kannendeckel mit der vergoldeten Mandel herunter, beugte sich vor und sog die Luft tief ein. Täuschte sie sich, oder schmeckte sie noch immer das pfefferwürzige Teearoma, als hätte Katalin die Kanne gestern erst benutzt? Dabei lebte schon seit Jahren niemand mehr in diesem Haus. Behutsam setzte sie den Deckel wieder auf, stülpte die Teepuppe über die Kanne und ging weiter.

In einer Ecke entdeckte sie Katalins Thonetschaukelstuhl. Früher hatte er im Vestibül gestanden. Zärtlich fuhr sie mit den Fingern über die Lehne. Als sie ihn antippte, begann er zu wippen, aber ganz schief und abgehackt, wie jemand, der ein zu kurzes Bein hat und hinkt. Eine der Kufen war gebrochen, ein großes Stück fehlte daraus. Erisa seufzte. Wäre er noch intakt, dann stünde er längst nicht mehr hier, sondern schmückte wahrscheinlich, wie Katalins andere Möbelstücke, die Zimmer irgendwelcher fremden Leute. Ach, es machte sie traurig, wenn sie daran dachte, wie elegant Katalins Haus früher gewesen war: Mit seinen Erkern an jeder Ecke und dem großen Garten hatte es wie ein kleines Schloss gewirkt und die hervorgehobene gesellschaftliche Stellung der Csomborys wiedergespiegelt, die in Kischdorint, mitten in der Puszta, seit Generationen ansässig waren.

Katalin, die älteste der Csombory-Geschwister, war das Familienoberhaupt gewesen. Nicht ihre Brüder Ernö, der Apotheker, oder Laszlo, Mathematiker und ein begabter Tüftler, oder Denesch, hager wie seine Brüder, der in den Priesterstand getreten war. Durch ihre schnelle Auffassungsgabe, ihr gradliniges Denken, gepaart mit Zähigkeit und Entscheidungsfreude, aber auch durch ihre Warmherzigkeit war Katalin wie von selbst in diese Stellung hineingewachsen. «Eine matriarchalische Variante, die auf die nomadisch-kumanische Abstammung der Csomborys zurückzuführen ist», pflegte Erik zu sagen, wenn er seine Schwägerin aufziehen wollte.

Natürlich hatte ihr auch keine ihrer Schwestern den Rang streitig gemacht. Weder Piri, schwächlich in jeder Beziehung, noch Scharolta, die mit ihrem Mann in Uruguay lebte, und Erisa, der Nachkömmling, schon gar nicht. Katalin hatte ihr nach dem frühen Tod der Eltern die Mutter ersetzt. Ihr Sohn Arpad war nur ein Jahr jünger als Erisa.

»Schau, Gerö!« Erisa wandte sich zu ihrem Neffen um, der sie zu Katalins Haus begleitet hatte. Er lehnte mit verschränkten Armen an der Fensterbank, hinter ihm ein mattes Bild des Frühlings: Apfelblüten schienen an den trüben Scheiben zu kleben. »Dort, über der Marmorkonsole, hingen früher die Familienbilder.« Sie deutete auf die hellen Flecken auf der grau schimmernden Seidentapete, die einst hellgelb gewesen war. »Oben die Konterfeis deiner Großeltern und darunter das Verlobungsbild deiner Tante Katalin. Sie trug ein helles Spitzenkleid mit hohem Stehkragen und geschnürter Wespentaille.

Katalins dunkles Haar war rundum hochgesteckt, ihr längliches Gesicht mit den schräg gestellten Augen hatte sie direkt auf den Betrachter gerichtet. Dein Onkel Attila trug einen dunklen Anzug mit Fliege. Er trug immer nur Fliegen, weißt du, keine Krawatten, und in der Hand hielt er einen hellen Strohhut. Kreissäge nannte man diese Hüte damals. Attila hatte schon in jungen Jahren eine Stirnglatze. Kannst du dich an die beiden noch erinnern?«

»Gut sogar. Onkel Attila war ein gütiger Mensch, allerdings hat er sich, im Gegensatz zu Tante Katalin, mit uns Kindern nie viel befasst. Er war immer in Gedanken versunken und lieber mit dem Radio und seinen Zeitungen beschäftigt.« Gerö lächelte ein wenig schief, und Erisa fühlte sich sofort an Arpad erinnert. »Ich weiß auch noch gut«, fuhr er fort, »wie streng Tante Katalin mit uns Kindern war, dafür aber großzügig mit Geschenken. Den Mädchen gegenüber ist sie nachgiebiger gewesen, *sie sind doch noch so zart*, hat sie immer wieder gesagt, was uns Jungen natürlich geärgert hat.«

Gedankenverloren fuhr Erisa mit dem Zeigefinger über die schimmelgrauen Zackenlinien auf der Tapete. »Und dort, wo der größte Fleck ist, hing ein silberner Rahmen mit dem Hochzeitsbild von Arpad und Helene. Helene, in Weiß, mit Schleier, und Arpad im Cut mit Klappzylinder. Links davon hing ein Bild von Ildiko. Ihr Gesicht war genauso schmal und von dunklem Haar umschlossen wie das von Arpad. Stolz, aber nicht hochmütig war ihr Blick. So ist Ildiko heute noch. Helene war das Gegenteil von beiden.«

»Sie war blond, nicht wahr?«

Erisa nickte. »Das vierte Bild war ein Foto von Erik und mir. Ich in einem getupften Seidenkleid mit Sommerhut ...« Sie deutete mit beiden Händen die Breite der Hutkrempe an. »... und Erik in einem dunklen Anzug.« Wie sehr es sie schmerzte, dass Erik nicht mehr lebte und sie die Erinnerungen, die jetzt in ihr hochdrängten wie kristallklares Wasser in einer sprudelnden Quelle, mit ihm nicht teilen konnte. Zehn Jahre war er nun schon tot.

Langsam hob sie Gerö ihr Gesicht entgegen. »Weißt du noch, wie Erik ausgesehen hat?«

Gerö nickte. Wie zärtlich sie Eriks Namen aussprach. Wie eine verliebte junge Frau, und dieses »rik« einen Ton höher, als riefe sie ihrem Erik etwas zu. »In unserer Familie galt er als Inbegriff des eleganten Mannes.« Gerö schaute beschämt an seinem schlecht sitzenden grauen Anzug hinunter. »Vielleicht auch deshalb, weil bei uns seit Kriegsende von guter Kleidung keine Rede mehr sein kann.« Verlegen begann er seine Baskenmütze zu kneten.

»Wirf die Mütze weg, Gerö. So was passt nicht zu einem Csombory.«

»Wieso nicht? Hier tragen jetzt alle Baskenmützen. Selbst Akademiker. Die Baskenmützen machen alle gleich …«

Erisa ging langsam weiter. »Warum hast du eigentlich nicht studiert?«

Gerö antwortete nicht gleich. »Man merkt, dass du schon lange nicht mehr hier lebst.« Er rechnete nach. Erisa hatte Ungarn 1956 verlassen. Wie sollte sie wissen, was sich in den letzten acht Jahren ereignet hatte?

»Wieso? Studium ist Studium.«

Gerö hob die Augenbrauen. »Kannst du dir deinen Bruder Laszlo in der kommunistischen Partei vorstellen?«

Erisa blieb stehen und drehte sich um. »Niemals!«

»Jetzt weißt du, warum seine Kinder nicht studieren dürfen. Die Kommunisten haben uns nicht mal mehr erlaubt, das Gymnasium abzuschließen.«

Armer Gerö. Wie unglücklich er sein musste. Wieder seufzte sie. Zum ersten Mal war sie in ihrer Heimat, und sie fühlte sich wie eine Fremde. So vieles hatte sich in der Zwischenzeit verändert. Wie gern hätte sie vertraute Plätze aufgesucht, aber entweder wohnten dort Menschen, die sie nicht kannte, oder die Straßen und Anwesen waren durch Schlagbäume abgeriegelt, weil man sie zum staatlichen oder militärischen Sperrgebiet erklärt hatte. Gestern war sie zu Katalins Tanya hinausgewandert, aber weiter als bis zum Schlagbaum war sie nicht gekommen. Weit draußen hatte sie das weiße Verwalterhaus mit dem ausgebleichten Ziegeldach und die drei Nussbäume sehen können. So viele heitere Stunden hatten sie auf dem Gestüt verbracht, und für Erik und sie war es eine Zeit lang Zufluchtsort gewesen. Nun durfte sie nicht einmal hingehen. Traurig und angewidert zugleich hatte sie sich abgewandt und war in die Stadt zurückgekehrt.

Erisa ging zur Terrassentür. Sie zog am Griff, und die Tür gab nach. Gerö eilte zu ihr – seine Baskenmütze hatte er auf dem Fensterbrett liegen lassen – und hielt die Tür auf. Ein herber Geruch wie von verwelkten Friedhofkränzen schlug ihnen entgegen. Überall wucherte Gras, aus dem hier und da, wie verloschene Kerzen, Blumenstengel herausragten.

»Die steht ja immer noch.« Erisa wies zur Mauer am anderen Ende des Gartens, die inzwischen von Unkraut zugesponnen war. Wie ein mottenzerfressener Teppich hing es bis zur Erde hinunter.

»Warum ist sie eigentlich errichtet worden?«, fragte Gerö.

Erisa antwortete nicht. Bilder von damals tauchten vor ihr auf. An dieser Stelle hatte sie mit Katalin, Arpad und Helene gestanden und verständnislos den Aushubarbeiten zugesehen. Wenige Tage später … Nein, sie wollte sich nicht an all die schrecklichen Dinge erinnern, die dann geschehen waren. Sie blickte zu Gerö auf und hakte sich bei ihm ein. »Wie groß du geworden bist, mein Lieber, und blond wie dein Vater. Laszlo war der Einzige von uns Geschwistern mit blondem Haar und blauen Augen. Weiß der Himmel, wie der sich bei uns eingeschlichen hat.«

Gerö zeigte wieder sein schiefes Lächeln. »Versuch nicht, vom Thema abzulenken. Wenn du dich an die Geschichte der Mauer noch erinnern kannst, dann bitte, erzähl sie mir. Ich war damals ja noch ein Kind.«

Erisa zögerte kurz, bevor sie begann. »Katalins Garten war ursprünglich nur durch eine halbhohe Ligusterhecke vom Rathaushof getrennt. Als im Herbst 1944 der Rückzug der deutschen Truppen einsetzte, tauchten eines Morgens Bauarbeiter auf. Wir haben natürlich gedacht, dass es ein Schützengraben werden sollte. Ich erinnere mich noch, wie ich *Wollen die etwa hier den Feind aufhalten?* gerufen und laut gelacht habe. Am nächsten Morgen wurden vom Militär in großer Eile Steine herangefahren, und ein paar Tage später war die Mauer fertig. Mit ihren roten Ziegeln, die vom grauen Mörtel in schnurgeraden Linien zusammengehalten wurden, hat sie irgendwie frisch und harmlos ausgesehen.« Erisa dachte nach. »Nachts, wenn alles ruhig war, trug der Wind dumpfen Kanonendonner aus den Kampfgebieten im Südosten zu uns herüber, und so wurde die Mauer für uns zum Symbol des Schutzes. Arpad und Helene überlegten, ob sie mit Ildiko nach Wien zu Helenes Eltern flüchten sollten.« Ein Lächeln huschte über Erisas Gesicht. »Dann wurde, du weißt ja, wie es in unserer Familie üblich ist, tagelang diskutiert. Ja und nein, wenn und aber. Mal waren alle für die Flucht, dann wieder alle dagegen. Von Katalin war dazu nicht viel zu hören. Ihr fiel es natürlich schwer, den einzigen Sohn mit seiner Familie ziehen zu lassen. Selbst zu flüchten, mit ihren Kindern zusammen nach Wien zu fahren, das kam ihr nicht in den Sinn. Sie musste doch für uns alle da sein und auch bei mir bleiben, denn ich wollte unbedingt auf Erik warten.« Erisa fuhr sich mit den Fingern durch ihr kupferbraunes Haar, als wollte sie ihre Erinnerungen ordnen. »Lange haben wir gehofft, dass nicht die Russen, sondern die Engländer kommen würden. Doch dann, eines Nachts, Arpad, Helene und Ildiko waren schon fort, fielen Schüsse an der Mauer, wenig später auch tagsüber. Tagelang.«

»Wer hat geschossen? Die Russen?«

»Zuerst haben die Pfeilkreuzler die Kommunisten und die, die als Widerständler denunziert worden waren, erschossen.

Und als anstatt der Engländer die Russen kamen, ging es weiter. Nur wurden jetzt die Pfeilkreuzler und die, die mit den Deutschen kollaboriert hatten, an die Wand gestellt. Wir sind jedesmal zusammengezuckt, als gälten die Schüsse uns.« Erisa atmete tief durch. »Aber bald nachdem die Russen Kischdorint eingenommen hatten, konnte Erik endlich sein Versteck in den Bergen verlassen.« Auf einmal strahlte ihr Gesicht. »Du kannst dir nicht vorstellen, wie selig ich war, dass ich Erik endlich wieder bei mir hatte.«

»Papa hat uns damals erzählt, Erik sei ins Ausland gegangen.«

»Das stimmt nicht. Erik hatte sich im Grenzgebiet versteckt. Er wäre zwar zu guter Letzt beinahe doch ins Ausland gegangen, aber durch den Vormarsch der Russen war das nicht mehr nötig.« Erisa hielt inne. Schließlich sagte sie: »Weißt du, es ist so schwer, das Geschehen von damals in wenigen Sätzen zusammenzufassen, und es ist noch schwerer, das alles zu begreifen.« Sie löste sich von Gerö. »Lass uns in den Garten gehen.«

Schweigend schlenderten sie über zugewucherte Wege, um verwilderte Rondelle und Rabatten herum. Das Licht wurde schwächer, und eine bissige Feuchtigkeit stieg vom Boden auf. Bei den von einer graugrünen Moosschicht bedeckten Steinfiguren blieben sie stehen. »Hier irgendwo hast du mit Ildiko, Klara und Tamasch Katalins toten Kanarienvogel verscharrt. Erinnerst du dich?«

Gerö schüttelte den Kopf. »Arme Klara …«

Erisa faltete die Hände und schaute zu Boden, als stünde sie an deren Grab. »Tragisch! Schrecklich! Unfassbar! Wally hätte mit Helene …«

»Wally hat nach ihrer Rückkehr gesagt, es hätte für sie beide keinen Ausweg gegeben«, warf Gerö ein.

»Niemand von uns beschuldigt Wally. Schuldig sind diejenigen, die die Menschen aufgehetzt haben. Hetze, mein lieber Gerö, ist Mord. Im Großen wie im Kleinen.«

Sie gingen zur achteckigen Gartenlaube, die, passend zum

Haus, hellgrau gestrichen war, mit weißen Fenstern und Türen. Aber die Farbe blätterte an vielen Stellen ab. Gerö versuchte, die Tür zu öffnen, doch sie gab nicht nach.

Erisa wandte sich um. »Dieses Haus, in dem wir so viel Gutes und Schönes erlebt haben, ist verbraucht, wie Katalin selbst in ihren letzten Tagen verbraucht war. Sie hat dieses Haus gebaut, und es ist mit ihr gestorben. Weißt du, was sie gesagt hat, als man es zum zweiten Mal beschlagnahmt hatte? *So wie jetzt, so wird es nicht bleiben. Eines Tages wird mein Haus wieder im Besitz meiner Familie sein.*« Einen Augenblick lang stand Erisa gedankenverloren da. »Lass uns gehen«, sagte sie schließlich.

Beim Regenfass an der Seite der Laube blieb Gerö stehen und beugte sich über den Rand.

»Suchst du etwas?«, fragte Erisa.

»Ich schaue nach, ob die Kröten noch da unten hocken.«

»Und?«

»Natürlich, Ich kann sie deutlich sehen. Dick und aufeinandergeklammert glubschen sie am Boden, und ich werde das Gefühl nicht los, dass sie nach oben schielen und mir sagen, *Jaja, mein Lieber, nicht nur wir hocken im Dunkeln, sondern auch du.*«

Erisa strich über Gerös Schulter. »Gib nicht auf. Denk immer daran, was Katalin gesagt hat: *So wie jetzt, so wird es nicht bleiben.* Gleich nach meiner Rückkehr schicke ich dir eine Besuchseinladung.«

Auf einmal strahlten Gerös Augen. »Ich darf dich im Westen besuchen?«

»Oder auch bei mir bleiben. Natürlich zusammen mit Julia.« Langsam ging Erisa zum Haus zurück. »Woher hast du eigentlich die Erlaubnis, mich hierher zu begleiten?«

Gerö zog einen Schlüsselbund aus der Jackentasche. »Es sind Tante Katalins Schlüssel. Alles kann man uns nehmen, aber die Schlüssel zu unserer Familie nicht.«

Als sie die Terrasse erreicht hatten, sagte Erisa unvermittelt: »Warte auf mich.« Sie verschwand im Haus und kam schon nach wenigen Augenblicken zurück, die Teekanne im Arm. »Du hast doch nichts dagegen, wenn ich sie behalte?«

Gerö lächelte. »Warum sollte ich?«

Am Gartentor blieb Erisa stehen und blickte zurück. Merkwürdig, dachte sie, der Verfall ließ Katalins Haus zierlich erscheinen, kleiner jedenfalls, als sie es in Erinnerung hatte. Oder war es nur die plötzliche Fremdheit, die ihr das vortäuschte? Dann drehte sie sich um und ging durch das Tor, das Gerö ihr aufhielt.

Als sie auf die Allee hinaustraten und sich langsam entfernten, umhüllte sie der süße Duft der Akazien. Es war der Honigduft, der zu Katalins Haus gehörte wie ihr Haus zur Akazienallee.

1

Einen Monat war es jetzt her, dass sie Erik beim Ball am Vorabend von Arpads und Helenes Trauung kennengelernt hatte. Auf einmal hatten die vier Reichgeschwister vor ihr gestanden, angeführt von Edgar, der sie mit seinen azurblauen Augen anstrahlte. Ihm folgte Tery, rotblond und graziös. Sie zog Endre, den Jüngsten, hinter sich her, der sich ein wenig steif vor ihr verbeugte. Und dann hatte Erisa zum ersten Mal in Eriks dunkle Augen geschaut. Hochgewachsen wie seine beiden Brüder, stand er hinter Endre und blickte sie unverwandt an. Langsam, fast wie in Zeitlupe, kam er auf sie zu und beugte sich über ihre Hand.

Erisa lächelte versonnen, als sie sich an diese Begebenheit erinnerte. Sie stand am Fenster ihres kleinen Wohnzimmers und blickte hinüber auf das flirrende Lichtermeer des abendlichen Pest. Die Uhr der Sankt-Annen-Kirche auf ihrer, der Budaer Seite schlug ein Mal. Viertel nach acht. Heute würde Erik sie zum ersten Mal besuchen. »Spätestens um halb neun«, hatte er gestern nach dem Bartok-Konzert in der *Redoute* gesagt. Dort drüben, in der Nähe des Heldenplatzes, am Andrassyweg, stand sein Elternhaus. Bald würde sie es kennenlernen. Tery hatte letzte Woche im *Café Gerbaud* etwas von einer Einladung gesagt.

Während des Dinners am Ballabend hatten Tery, Endre und Edgar sie mit Fragen bestürmt. Ob das Leben in der Provinz nicht furchtbar langweilig sei? Nicht so langweilig, wie es die Großstädter sich immer vorstellten. Ob sie gern aus der Puszta fortziehe? Ja. Was sie in Budapest anfangen wolle? Als Übersetzerin arbeiten. Wo sie studiert habe? In Wien. Hoffentlich bliebe ihr genügend Zeit für Unternehmungen, warf Tery ein. Als angehende Schauspielerin wollte sie Erisa in die Welt des Theaters einführen. Edgar bot ihr an, mit ihr in Kabaretts und Varietés zu gehen, und an Endres Seite würde sie die Tennis- und Ruderclubs kennenlernen.

Erisa hielt den Atem an und lauschte. Ein Auto rollte den Gellertberg herauf. Erik? Nein. Der Fahrer hielt nicht an, er wollte wahrscheinlich die Serpentinen zur Zitadelle hinauf nehmen. Natürlich hatte auch Erik ihr seine Begleitung angeboten. »Verehrte Erisa, ich möchte Ihnen das andere, das wirkliche Budapest zeigen, in den Vorderhäusern das solide Bürgertum und in den Hinterhöfen das handfeste Elend.« Seine Stimme klang ernst, und seine Einladung berührte sie. Aber irgendwie wirkten seine Worte auch ironisch. Warum? Wozu dieses Gewicht? Wollte er die Angebote seiner Geschwister herabsetzen? »Ach, wissen Sie, ich bin selbst in der Lage, mir ein Bild zu machen. Eindrücke müssen von jedem selbst verarbeitet werden«, hatte sie mit Nachdruck erwidert. Erik hatte gelächelt. «Stellen Sie sich vor, das habe ich nicht gewusst.«

Erisa lehnte die Stirn an die kühle Fensterscheibe. In welligem Ton hallten zwei Schläge der Kirchturmuhr zwischen Wohnhäusern und Bäumen zu ihr herauf. Am Tag nach dem Ball, in der Matthiaskirche, als Arpad und Helene vor dem Altar unter der rotgoldenen Kuppel knieten, hatte Erik, der genau wie sie in der ersten Bankreihe saß, nur auf der anderen Seite des Mittelgangs, auffallend oft zu ihr herübergeschaut, und ein Mal hatte er ihr sogar zugenickt. Sie hatte diese Geste erwidert und sich dann in ihr Gebetbuch vertieft. Niemand sollte etwas bemerken. Eriks Blicke aber hatte sie tief in sich hineinversenkt, um dort das Glück zu bewundern, das ihr soeben widerfahren war.

Eine Autotür wurde zugeschlagen. Endlich! Erisa eilte die weiße Marmortreppe hinunter und öffnete die Tür. »Erik …« Welche Wärme in diesen dunklen Augen lag.

Sie führte ihn in Arpads Musikzimmer. »Schauen Sie …« Erisa wies auf ein niedriges Regal, auf das Arpad das Radio und daneben das Grammophon gestellt hatte. »… in den Fächern stehen Arpads himmelviele Platten, die mit klassischer Musik und die Tangoplatten von seinem Aufenthalt in Montevideo bei meiner Schwester Scharolta.« Erik neigte den Kopf zur Seite und blickte an der langen Reihe blauer, silberfarbener, roter und grüner Papierhüllen entlang. »Wäre es möglich, eine Tangoplatte aufzulegen?«

»Selbstverständlich.« Erisa nahm eine Platte heraus und legte sie auf den Plattenteller. »*Olé Guapa* – Arpads Lieblingstango.« Behutsam setzte sie den Nadelkopf auf. Mit einem gepressten Krächzen klang die Melodie durch den Raum.

Ilka, das Hausmädchen, kam herein und brachte den Mokka. Erik und Erisa setzten sich auf das pflaumenblaue Sofa, und Erisa schenkte ein. Dann hielt sie mit einer Silberzange einen Zuckerwürfel hoch. »Wie viel?«

»Danke, keinen.«

Sie nahm zwei, rührte um und trank. Kaum hatte sie die Tasse abgestellt, nahm Erik ihre Hände und hielt sie fest, als müsste er sie wärmen. »Arpad hat mir nach seiner Rückkehr aus Südamerika erzählt, dass dem Tango, wie er bei uns getanzt wird, Leidenschaft und Erotik, Liebes- und Seelenschmerz fehlen. Hier sei er nichts weiter als eine rhythmische Bewegung.«

»Liebesschmerz«, wiederholte Erisa und sann dem Wort nach. »Wissen Sie, was ich nicht verstehe? Warum Liebe und Schmerz so oft in einem Atemzug genannt werden. Liebe ist doch etwas Herrliches, warum sollte sie Schmerzen bereiten?«

Erik schaute sie lange an. »Und wie steht es mit dem Liebes*leid*?«

»Liebesleid ist etwas anderes«, antwortete Erisa hastig. »Leid kann man gemeinsam ertragen, aber Liebeskummer, Liebesschmerz, den hat jeder für sich allein.«

»Haben Sie schon mal Liebeskummer gehabt?«

Erisa krauste die Stirn und entzog Erik ihre Hände. »Warum so neugierig? Sagen Sie mir lieber, wie es bei Ihnen ist?«

Erik zuckte mit den Schultern. »Vielleicht mal einen Abschied bedauert. Was weiß ich?« Er trank einen Schluck. »Aber bitte, beantworten Sie meine Frage. Haben Sie, oder haben Sie nicht? Haben Sie in Kischdorint jemanden zurückgelassen?«

Erisa fuhr sich mit den Fingern durch ihr gewelltes kupferbraunes Haar. Ihre graugrünen Augen blitzten. »Meine Schüler.«

»Wieso Schüler?«

»Ich habe nach meinem Studium Privatunterricht in Deutsch und Englisch gegeben, damit ich in Übung bleibe. Später nur noch in Deutsch, weil bei uns in der Provinz niemand etwas von Englisch wissen wollte. Leider.«

»Bestimmt hatten Sie einen Dauerbegleiter …«

»Oh Gott, sind Sie hartnäckig!« Was sollte sie jetzt antworten? »Da muss ich Sie enttäuschen«, sagte sie dann. Sie hob das Mokkakännchen an. »Darf ich nachgießen?«

Erik hielt ihr seine Tasse hin. Erisa goss ein und stellte das Kännchen wieder ab. »Ich habe es in Kischdorint vorgezogen, meinen Bruder, den Apotheker, als Begleiter zu engagieren. Etwas schweigsam zwar, der Herr, aber das habe ich mit meiner Redseligkeit wieder ausgeglichen.« Es wird Zeit, dass du heiratest, hatte ihr Bruder erst unlängst gesagt. Du bist jetzt achtundzwanzig und, wie man bei uns sagt, ein spätes Mädchen.

Wieder nahm Erik Erisas Hände. Diesmal führte er sie zum Mund und küsste die Innenseiten. »Sie haben mir den großartigen Ausblick auf Pest beschrieben, den Sie von Ihren Räumen aus haben. Wäre es möglich …« Er presste einen Augenblick lang die Lippen zusammen. »… dass wir …«

Erisa reagierte mit gespielter Empörung. »Aber mein Herr, wollen Sie etwa meine Tugend aufs Spiel setzen? Ich kann doch in meinen Räumen keinen Herrenbesuch empfangen!«

Beide lachten, und Erik gab ihre Hände wieder frei.

Später, als es Zeit für ihn war zu gehen, zog Erik Erisa an sich. Sie bog den Oberkörper zurück, als wollte sie sich ihm entwinden, doch dann schlang sie ihre Arme um seinen Nacken, drängte sich an ihn, und sie küssten sich zum ersten Mal.

»Für mich, Erisa, ist die Liebe mehr als herrlich«, flüsterte Erik, »in mir weckt sie den Wunsch nach Ewigkeit.«

Erisa löste sich aus seinen Armen und trat einen Schritt zurück. »Sie sprechen nach dem ersten Kuss von Ewigkeit? Ein Kuss ist ein Kuss«, sagte sie leichthin, aber ihr Herz klopfte wild.

»Mehr ist er nicht für Sie?«

Diese warme Stimme. In ihren Kniekehlen kribbelte es, als stünde sie an einem steilen Abhang. Sie straffte sich. »Wann sehen wir uns wieder, ich meine, um die Ewigkeit fortzusetzen?«, fragte sie.

»Bald«, antwortete Erik und ging mit festen Schritten durch das Vestibül. An der Eingangstür drehte er sich noch einmal um. »Bald.« Dann verließ er sie, und sie hörte seine Schritte auf dem weißen Kies im Vorgarten knirschen.

Tery, Edgar und Endre machten ihre Versprechungen wahr, und auch Arpad und Helene kümmerten sich rührend um Erisa. Sie fühlte sich wie auf einem bunten Karussell, das sich immer schneller drehte. Bald schon überbrachte Tery ihr eine Einladung zum Tee bei ihren Eltern.

Staunend, fast ehrfürchtig ging Erisa durch den parkähnlichen Garten auf die taubengraue Villa zu. »Daniel Reich ist ein renommierter Textilhändler«, hatte Arpad irgendwann einmal gesagt, »und als Kunstmäzen genießt er hohes Ansehen.«

Margit Reich, blond wie Edgar, graziös wie Tery, nur etwas fülliger, führte Erisa in ein helles Zimmer mit Voilevorhängen an den hohen Fenstern zu einem mit geblümtem Chintz bezogenen Sofa. Sogleich begann sie zu erzählen, wie schwierig es gewesen sei, ihren Mann davon zu überzeugen, dass Tery Schauspielerin werden wollte. »Oh, wissen Sie, das ist ein Kraftakt gewesen.« Sie machte eine kurze Pause. »Ich werde Ihnen etwas sagen. Ich habe meinem Daniel damals vorgeschlagen, Tery getrost zum Theater gehen zu lassen. Irgendwann wird sie sich verlieben, habe ich gesagt, heiraten und Kinder bekommen und die Bühne wieder vergessen. Und was glauben Sie …« Sie hielt inne und schaute Erisa mit ihren großen blauen Augen freundlich an. »… Erisa – was für ein schöner Name … Also, was glauben Sie, was mein Daniel darauf geantwortet hat? Wenn Tery später für irgendeinen Mimen ihre Karriere opfert, dann soll sie bitteschön lieber gleich einen Geschäftsmann, Arzt oder Advokaten heiraten. Na, du bist mir einer, habe ich gesagt. Du, ein Kunstnarr, gönnst deine Tochter keinem Künstler. Da hat mein Daniel seinen geliebten Goethe zitiert: *Was im Leben uns verdrießt, man im Bilde gern genießt.* Daraufhin habe ich gelacht, und mein Daniel hat eingestimmt. Kurz und gut: Bei Terys Debüt als Angélique hat der Gute vor lauter Stolz geweint … Mein Daniel«, fügte sie nachdenklich hinzu, »schätzt Menschen, die ihre Ziele hartnäckig verfolgen.«

Als Erste kam Tery nach Hause, dann Endre und endlich Daniel Reich, begleitet von Edgar. Der Vater, stattlich, wenn auch nicht ganz so groß wie seine Söhne, blieb in der Tür stehen und breitete die Arme aus. »Was für ein schöner Anblick. Teestunde. Und, wie ich sehe, haben wir einen Gast.«

»Daniel, das ist Erisa Csombory«, sagte Margit Reich und strahlte zuerst Daniel, dann Erisa an.

Daniel Reich ging auf Erisa zu und küsste ihre Hand. »Ich freue mich, Sie kennenzulernen. Tery hat schon viel von Ihnen erzählt.« Dann nahm er zwischen seiner Frau und Erisa Platz. Edgar und Endre setzten sich ihnen gegenüber, und Tery reichte Tee und Kuchen.

»Weißt du, meine Liebe, wenn ich gewusst hätte, dass wir heute so anmutigen Besuch haben, dann wäre ich früher nach Haus gekommen.«

Margit Reich hielt ihm seinen Kuchenteller hin. »Ich habe dich gebeten, zum Tee da zu sein.«

»Du hast mir aber nicht gesagt, warum.«

»Papa«, Tery faltete ihm eine mit Lochstickerei verzierte Serviette auseinander, »es sollte doch eine Überraschung werden.«

»Wer Schönheit so genießt wie ich, dem verschweigt man sie nicht.« Freundlich blickte er Erisa an.

»Sie machen mich ganz verlegen«, sagte Erisa, den Blick auf ihre Teetasse gerichtet. Eine angenehme Wärme durchflutete sie.

»Haben Sie schon die *Aida* auf der Margaretheninsel gesehen?« Daniel Reich hatte sich gemütlich zurückgelehnt.

Erisa schüttelte den Kopf.

»Diese Freiluftaufführung dürfen sie sich auf keinen Fall entgehen lassen, liebe Erisa. Ein einmaliges Erlebnis.« Er wandte sich an Edgar. »Du wirst sicherlich Karten besorgen können, nicht wahr?«

»Selbstverständlich, Papa«, antwortete Edgar sofort.

»Auch für Erik.« Wieder schaute Daniel Reich Erisa an. »Er kann Sie begleiten. Erik liebt Musik, müssen Sie wissen.«

Und ob ich das weiß, hätte sie am liebsten gesagt. Aber sie nickte nur freundlich.

Es wurde ein kurzweiliger Nachmittag. Dieser Daniel Reich, wie gebildet er war. Und wie interessant er erzählen konnte. Diese Ausstellung müsse sie unbedingt besuchen, jenes Konzert zu verpassen sei unverzeihlich, ob sie schon das Parlament von innen gesehen habe … Erisa hätte ihm stundenlang zuhören können. Und dann Margit Reich, so warmherzig und liebevoll. Tery, Edgar und Endre hatte sie längst ins Herz geschlossen, und Erik … Erisa schaute verstohlen auf ihre Armbanduhr. Sie musste sich bald verabschieden. Sie war mit Erik verabredet und wollte ihn nicht warten lassen.

Ein Taxi brachte Erisa zum *Gellert*-Hotel. Sie lehnte sich zurück und schloss die Augen. Leicht und überglücklich fühlte sie sich. Als hätte Fortuna ihr Füllhorn über sie ausgeschüttet.

Obgleich es dämmrig wurde, erkannte sie Erik schon von der

Franz-Joseph-Brücke aus in seinem beigen Sommeranzug, auf dem Kopf einen weißen Strohhut. Er stand auf dem Parkplatz des Hotels neben seinem Wagen. Als er sie entdeckte, kam er gleich, seinen Hut ziehend, auf sie zu. »Wollen wir vor dem Abendessen nicht noch an Bord eines Ausflugsdampfers gehen?«

Auf dem Schiff stellte sich Erik hinter Erisa und umfasste rechts und links von ihr die Reling. »Auf welchem Ufer möchten Sie lieber leben?«

Sie drehte sich um und blickte ihm in die Augen, in denen sich die Uferlichter spiegelten. Ihr Haar und der große Kragen ihrer weißen Bluse flatterten im Wind. »Ihr Ufer mit dem Parlament strahlt Macht aus, während meines, mit den Budaer Hügeln, voller Romantik ist.« Sie überlegte kurz, dann flüsterte sie: »Am liebsten mitten auf dem Strom. Nur Sie und ich …«

Von diesem Augenblick an wusste Erik, dass er mit seinem Vater reden musste. Leicht würde er es nicht haben. Schließlich war Erisa Christin und er Jude. Sein Vater stimmte einer Mischehe bestimmt nicht zu. Als kunstsinniger Mensch gab er sich zwar weltoffen, aber er blieb trotzdem ein Traditionalist. Erisa und er jedoch, das war ihm klar geworden, waren füreinander bestimmt, also musste er bald handeln.

Wenige Tage später ging Erik, nachdem er das Kontor in der Vacistraße betreten hatte, geradewegs in das Arbeitszimmer seines Vaters. Daniel Reich stand am offenen Fenster und schaute auf die Straße hinunter. Erik stellte sich neben ihn. Kühle Luft, die nach frischem Wasser und Asphalt roch, strömte zum Fenster herein und streifte ihre Gesichter.

»Wartest du auf jemanden?«, fragte Erik schließlich. »Nein. Ich schaue mir das Treiben an. Seit du, Edgar und Endre mir die Arbeit abnehmt, kann ich es mir leisten, auch mal zu faulenzen.«

»Papa! Du und faulenzen …« Erik legte ihm den Arm um die

Schulter und betrachtete sein ausgeprägtes Profil, die kräftige Nase, die dunklen Augenbrauen und darüber die hohe Stirn.

»Ich bin stolz auf euch. Besonders auf dich, mein Sohn.« Daniel Reich trat zurück und schloss das Fenster. »Und, was führt dich gleich am Morgen zu mir? Gibt es irgendwelche Probleme?«

»Nein, Papa. Ich möchte mich nur für den Nachmittag abmelden. Ich habe etwas zu erledigen und bin auch später nicht da.«

»Etwas Geschäftliches?«

»Nein, etwas Privates. Ich bin mit Erisa verabredet.«

Daniel Reich schob Daumen und Zeigefinger in die Westentaschen und begann auf und ab zu gehen. »Was bedeutet dir Erisa?«

»Viel. Sehr viel.«

»Liebst du sie?«

»Auf deine klare Frage eine klare Antwort: Ja, ich liebe Erisa, und ich will sie heiraten.«

Daniel Reich blieb stehen. »Meinetwegen liebe sie, aber heirate sie nicht.« Dann wandte er sich seinem Schreibtisch zu.

Erik schluckte. »Das kann nur einen Grund haben.«

»Ich sehe, wir verstehen uns.«

»Vater, bitte sieh mich an«.

Daniel Reich drehte sich um. Seine Stirn lag in Falten.

»Dass Erisa dem katholischen Glauben angehört und ich dem jüdischen, interessiert mich nicht«, fuhr Erik fort. »Erisa könnte ja ...«

»Erik ...«, begann Daniel Reich so sanft, als redete er zu einem Kind, »gerade davor möchte ich dich warnen. Willst du eine Frau an deiner Seite haben, die keine Glaubensheimat mehr hat?«

»Erisas Heimat wäre dann bei mir.«

Daniel Reich ging ein paar Schritte auf Erik zu, blieb dann aber abrupt stehen. »Ich bitte dich, keine unüberlegten

Entscheidungen zu treffen, sonst müsste ich meine Konsequenzen ziehen.«

»Und die wären?«

»Ich …« Er zögerte kurz. »Ich müsste dich enterben.«

Erik erschrak, hatte sich aber schnell wieder in der Gewalt. »Tu, was du tun musst.«

»Du wärst also tatsächlich bereit, dich über unsere Traditionen hinwegzusetzen? Gerade jetzt, wo wir nicht wissen, was auf uns zukommt?«

»Die Vorkommnisse in Österreich haben keine Bedeutung.«

Beide schwiegen einen Augenblick lang. »Lass uns wieder an die Arbeit gehen«, sagte Daniel Reich schließlich und setzte sich an seinen Schreibtisch. Erik wandte sich ab und ging. In der Tür blieb er noch einmal stehen und drehte sich um. Brächte sein Vater es tatsächlich fertig, ihn Erisas wegen zu enterben? Würde er wirklich so weit gehen?

Vorsichtig lenkte Erik den Wagen über das alte Kopfsteinpflaster den Gellertberg hinunter und bog in einen schmalen, von Obstbäumen gesäumten Seitenweg ein. Die entlaubten Kronen hoben sich wie bizarre Scherenschnitte vom nachtblauen Himmel ab. Langsam ließ er den Wagen ausrollen und stellte den Motor ab. Dann wandte er sich Erisa zu und betrachtete ihr sanftes Profil mit der leicht nach oben gebogenen Nase.

»Erisa …«

Eriks Stimme. Weich wie dunkler Samt.

»Erisa, wollen Sie meine Frau werden?«

Mit strahlenden Augen schaute Erisa ihn an. Sie wollte antworten, doch Erik legte einen Finger auf ihre geschwungenen Lippen. »Bitte, sagen Sie noch nichts. Erst muss ich Ihnen etwas gestehen.«

Erisas Herz setzte einen Schlag lang aus.

»Was ich Ihnen jetzt sagen muss, wird Ihnen wehtun.« Erik

atmete tief durch, bevor er fortfuhr. »Mein Vater ist mit unserer Heirat nicht einverstanden.«

»Was hat er gegen mich?«

»Gegen Sie nichts, nur gegen unsere Heirat.«

Erisa blickte auf die Lichter von Pest. Sie hatten allen Glanz verloren.

»Seine Ablehnung hat rein religiöse Gründe.«

»Ich könnte ja konvertieren, es …«

Erik nahm Erisas Hand und presste sie mit der Innenseite an seine Wange. »Unsere Liebe fragt nicht danach, welchem Glauben Sie angehören und welchem ich.« Er zog Erisa an sich. »Und nun frage ich Sie noch einmal, ob Sie bereit sind, meine Frau zu werden?«

Erisa schlug den Schleier ihres kleinen grünen Hutes zurück. »Ja, Erik, ja!«

Später, im *Gundel* auf der Pester Seite, stießen sie auf ihr neues Glück an. »Auf dass wir alle Hindernisse aus den Weg räumen werden.«

Ernst blickte Erisa vor sich hin. »Es werden nicht wenige sein. Es geht ja nicht nur um Ihren Vater, sondern auch um meine Familie. Ich halte sie zwar für ziemlich umgänglich, trotzdem wird mein Bruder, der Dekan, unserer Heirat genauso wenig zustimmen wie Ihr Vater. Doch damit muss *er* fertig werden, nicht ich.«

Erik fuhr sanft über ihre Wange. Lassen Sie uns jetzt bitte nicht mehr über unsere Familien reden, sondern über uns und unsere Liebe, der wir eine Zukunft geben wollen.«

»Für die Ewigkeit?«

Erik verstand. »Ja, für die Ewigkeit.«

Erisas Augen blitzten wie geschliffene Edelsteine.

Durch die mit Ornamenten verzierten Milchglasscheiben in der Tür zum Musikzimmer konnte Erisa Katalin erkennen, wie sie häkelnd in einem blauen Sessel saß. »Ich bin gleich bei dir«, rief sie. Wenig später hockte sie auf der gepolsterten Lehne und küsste Katalin auf den Scheitel. »Mich hat heute das ganz große Glück umarmt«, sagte sie und kam ohne Umschweife, so wie es bei den Csomborys üblich war (»Lass uns nicht lange drum herumreden«, pflegte Katalin zu sagen), auf Eriks Heiratsantrag zu sprechen.

Katalin hörte aufmerksam zu, dann ließ sie ihre Häkelarbeit sinken, richtete sich auf und rückte ihre ovale, mit kleinen Brillanten durchsetzte Türkisbrosche zurecht. »So, so! Der alte Reich ist also dagegen, dass Erik dich heiratet. Nun, da kann man nichts machen.« Sie überlegte kurz. Dann schlug sie mit der flachen Hand auf die Sessellehne. »Weißt du was? Ich werde zu Eriks Vater gehen und mit ihm reden.«

Erisa hob abwehrend die Hände. »Auf keinen Fall! Ich bin nicht gekommen, um dich um Vermittlung zu bitten. Ich möchte von dir nur wissen, ob Erik und ich mit deiner Zustimmung rechnen können.«

»Was für eine Frage!« Katalin nahm ihre Häkelarbeit wieder auf. Seit Arpads und Helenes Tochter Ildiko im Spätherbst zur Welt gekommen war, häkelte sie unermüdlich winzige Jäckchen für ihre Enkelin. »Aber jetzt habe auch ich mit dir zu reden.«

»Rede, rede. Sag mir alles«, warf Erisa ein. »Nur verlang nicht, dass ich auf Erik verzichte. Er ist mein Lebensglück.«

Katalin lächelte, dann wurde sie wieder ernst. »Wir müssen also davon ausgehen, dass du und Erik ohne den Segen seines Vaters heiraten werdet, und bestimmt auch ohne den Segen unseres Bruders. Hast du mit Erik darüber gesprochen?«

Erisa strich über Katalins Spitzenkragen. »Selbstverständlich. Aber das hat ihn nicht abgeschreckt.«

»Bei Erik spielt es auch keine Rolle, ob er jüdisch getraut wird oder nicht. Er kann trotzdem in die Synagoge gehen wie bisher«, sagte Katalin. »Aber bei uns herrschen, wie du weißt, andere Regeln.« Seufzend zählte sie Häkelmaschen. »Wie habt ihr euch die Trauung überhaupt vorgestellt?«

»Keine kirchliche.«

»Na also. Und weil du mit Erik nur standesamtlich getraut wirst, wird unsere Kirche zumindest die Exkommunikatio minor über dich verhängen. Du weißt, was das bedeutet? Dass du nicht mehr beichten und die Kommunion empfangen kannst.«

Erisa blickte in die Dunkelheit hinaus. »Seit ich Erik kenne …« Sie wandte den Blick vom Fenster ab und schaute ganz verträumt vor sich hin. »… habe ich die Kirche ganz vergessen.«

»Oh nein, meine Liebe, du hast die Kirche nicht vergessen, du hast sie nur weggedrängt, weil sie deiner Liebe zu Erik im Wege steht. Aber mach dir keine Sorgen. Ich werde mit Denesch reden. Den biege ich schon zurecht. Ich werde ihn mit seinen eigenen Waffen schlagen. *Liebe deinen Nächsten …* werde ich ihm sagen.« Katalin stand auf und küsste Erisa auf die Stirn. »Gott segne dich und Erik!«

Der Winter 1937/38 war schneereich. Er wollte und wollte nicht weichen, sodass noch zu Frühlingsanfang an den Straßenrändern kleine Schneehaufen lagen, gefroren und schwarz gesprenkelt wie grauer Tweed. Schließlich schmolzen auch sie dahin und mit ihnen Eriks Geduld mit seinem uneinsichtigen Vater. Er hatte immer wieder versucht, mit ihm über Erisa zu reden, doch Daniel Reich blieb stur. Also ordnete Erik im Kontor seine Akten und wies Endre in seine Aufgaben ein.

Im Frühsommer steckte Katalin mitten in Hochzeitsvorbereitungen. Leider musste sie diesmal auf ein Fest wie zwei Jahre zuvor bei Arpads Hochzeit verzichten. Erisa und Erik hatten sich für eine schlichte Feier entschieden. Aber sie konnte wenigstens ein Gabelfrühstück im *Gellert* arrangieren.

Die Familie Reich würde, weil in solchen Fällen der Familienvater die Entscheidungen traf, der Hochzeit fernbleiben. Und von Erisas Geschwistern wollten auch nicht alle nach Budapest kommen. In Zukunft würde sie mit großzügigen Geschenken sorgsamer umgehen, nahm Katalin sich vor. Der Dekan hatte auf die Einladung nicht reagiert, was Katalin und Erisa allerdings auch nicht erwartet hatten. Katalin ließ sich die Verärgerung darüber, dass so wenige der Einladung gefolgt waren, aber nicht anmerken, und sie atmete erleichtert auf, als sie Erisa und Erik, umspielt vom warmen Licht des Junitages, die Treppe von Arpads Haus herunterkommen sah, beide in Dunkelblau, Erisa dazu mit einem weißen Florentinerhut mit dunkelblauem Band. Warum war Daniel Reich so hart geblieben?

Eine große Überraschung wartete auf Erik und Erisa dann im Hotel. Als die beiden mit den Gästen die Halle betraten, kamen ihnen Tery, Edgar und Endre, jeder mit einem großen Blumenstrauß in der Hand, entgegen und überhäuften sie mit Glückwünschen. Sie seien zwar ohne das Wissen des Vaters gekommen, aber sie brächten die Segenswünsche der Mutter mit.

»Liebster, wir haben uns getäuscht«, sagte Erisa leise zu Erik. »Ich habe Ihren Vater idealisiert, als ich ihm zum ersten Mal begegnet bin, und ich habe Ihnen im *Gundel* meine Familie als umgänglich angepriesen. Nun zeigt sich, wie wunderbar und umgänglich unsere Angehörigen in Wirklichkeit sind.«

Erik küsste Erisas Hand. »Ist das jetzt noch wichtig?«

Dann gingen sie an zwei Hotelpagen vorbei in den reservierten Salon, den Katalin, der Jahreszeit entsprechend, mit Pfingstrosen in durchsichtigem Weiß und Porzellangedecken mit weinrotem Dekor hatte schmücken lassen.

Laszlo, der als Trauzeuge mit seiner Milli direkt hinter dem Brautpaar den Salon betrat, schüttelte den Kopf. »Hast du's gehört? Erisa und Erik sagen noch immer Sie zueinander, obwohl sie verheiratet sind.«

»Das geht bestimmt von Erisa aus«, antwortete Milli leise. »Sie ist halt kapriziös, wie alle Csombory-Frauen.«

2

Die neue Wohnung lag direkt an der Pester Donaupromenade, in der vierten Etage eines vornehmen Stadthauses. An den Fenstern ließ Erisa elegante Satinvorhänge anbringen, cremefarben wie die Sofas und Sessel. Ihren zierlichen Schreibtisch stellte sie in die Nische eines hohen, halbbogig nach außen gewölbten Fensters. Erik fand Arbeit in einer internationalen Versicherung. Als Vertreter für Lebensversicherungen hatte er zwar nicht annähernd die Position wie im väterlichen Kontor, aber er beklagte sich nicht. Sicher, es sei strapaziös, im Endeffekt nichtssagend, gab er schon nach wenigen Tagen zu, »aber ich muss mich nicht von irgendwelchen Leuten herumkommandieren lassen.«

Wie musste Erik leiden. Erisa gab einzig und allein sich selbst die Schuld. Hätte sie auf ihn verzichtet, dann … Nein, sie wollte nicht darüber nachdenken. Sie würde ihm die Feierabende so behaglich gestalten, dass er die Trostlosigkeit seines Arbeitstages vergaß. Und so setzten sie sich immer, wenn Erik von der Arbeit heimkam, ins Wohnzimmer und genossen die frühabendliche Ruhe bei einer Tasse Tee und klassischer Musik.

Es war Ende November, an einem nebligen Mittwochabend, als dieses lieb gewordene Ritual zum ersten Mal gestört wurde. Erisa hatte gerade Tee eingegossen, da klingelte es an der Tür. Erik ging hinaus. Erisa hörte seine dunkle Stimme im Vorzimmer, dann kam er, Endre vor sich herschiebend, ins Wohnzimmer zurück.

»Servus.« Mehr brachte Endre nicht heraus. Er warf seinen Kamelhaarmantel, den Stetson und die Reisetasche mit dem Doppelknopfverschluss in einen Sessel. Dann ließ er sich auf das Sofa fallen, stützte die Ellenbogen auf die Knie und bedeckte das Gesicht mit den Händen.

Erik schaute zu Erisa und zuckte ratlos mit den Schultern. »Warum bist du so deprimiert? Was ist passiert?«, fragte er und strich seinem Bruder über den Rücken.

Endre hob den Kopf. Sein Blick war stumpf wie staubiger Asphalt.

»Möchtest du Tee oder lieber einen Cognac?«, fragte Erisa.

»Tee, bitte.«

»Sofort.« Sie ging zur Vitrine und holte ein drittes Gedeck, dann nahm sie die bauchige Kanne und goss ein.

Erik schob einen Sessel heran und setzte sich Endre gegenüber. »Hast du in Wien etwa die falschen Stoffe eingekauft?«

»Ach wo. Ich habe nicht einen einzigen Ballen ordern können.«

»Wieso?«

»Erik, bitte, lassen Sie ihn doch erst mal Tee trinken.« Erisa stellte noch eine Schale mit Keksen dazu und setzte sich, wie sie es am liebsten tat, zu Erik auf die Sessellehne.

Endre trank einen Schluck. »Es ist unfassbar …«

»Nun sag schon, was ist denn unfassbar?« Erik beugte sich vor. Als Endre nicht antwortete, fragte er weiter. »Wo hast du gewohnt?«

Endre stellte seine Tasse ab. »Im *Grand Hotel* natürlich.«

»Gut.«

»Gar nichts ist gut.« Endre fuhr hoch. »Du glaubst ja nicht, wie sich alles verändert hat! Kalt und düster ist mir die holzgetäfelte Halle vorgekommen, so fremd, als sei ich im falschen Hotel abgestiegen.« Er atmete tief durch. »Keine großen Gemälde und Gobelins mehr an den Wänden, stattdessen hing an der Stirnwand ein großes Bild von diesem Führer, eingerahmt von Hakenkreuzfahnen. Und der Portier, der Pawelka, hat mich nicht mal begrüßt. Stell dir vor, er hat, während er mit mir sprach, dienstbeflissen in seinem Reservierungsjournal herumgeblättert, als sei ich irgendein Lieferant. Im Flüsterton hat er dann dem Boy seine Anweisungen erteilt und mich leise gefragt, ob ich am Abend auf meinem Zimmer speisen möchte. Ich hatte das Gefühl, dass der Portier mich am liebsten versteckt hätte, als schämte er sich für einen Gast wie mich.« Gedankenverloren schaute Endre zu Boden. »Und im Zimmer lag eine Zeitung auf dem Tisch, passenderweise mit einem Leitartikel über das Tausendjährige Reich.«

Erik beugte sich noch weiter vor und legte seine Hand auf Endres Schulter. »Jetzt hör mir mal zu. Du darfst das nicht überbewerten. Das ist alles nur Propaganda.«

Mit starrem Blick, als wollte er Erik hypnotisieren, sagte Endre: »Das ist mehr als Propaganda. Das ist gezielt gegen uns gerichtet.«

Erik ließ Endre los und lehnte sich, die Augenbrauen hochgezogen, im Sessel zurück. »Gezielt, sagst du? Ich sage dir, was die Nazis veranstalten, wird ohne Wirkung bleiben.«

»Sag das nicht«, entgegnete Endre kleinlaut. »Es hat bereits gewirkt, denn das im Hotel war nur der Anfang.« Plötzlich verstummte er, als kämpfte er mit sich, ob er weitererzählen sollte. »Auch von unserem Grossisten bin ich kühl empfangen worden«, brachte er schließlich hervor. »Und nach einigem Herumdrucksen hat er mir gestanden, dass er uns, *Leute wie Sie,* hat er wörtlich gesagt, nicht mehr beliefern darf. Ich sage euch, da braut sich etwas zusammen.«

Erik winkte ab. »Ich glaube, das siehst du zu schwarz. Man will uns nicht mehr beliefern. Na und? Das war in Wien. Was hat das mit uns hier in Budapest zu tun?«, fragte er und fügte halb lachend hinzu: »Kakanien hat vor zwanzig Jahren aufgehört zu existieren. Und auch das Hitlerreich wird untergehen. Bisher hat sich noch kein Regime tausend Jahre lang halten können.«

»Erik!« Mahnend blickte Endre seinen Bruder an. »Über das, was sich da entwickelt, dürfen wir nicht hinwegsehen.«

Unvermittelt stand er auf, ging zum Fenster und schaute in

den immer dichter werdenden Nebel hinaus. Dann suchte er seine Sachen zusammen, und während er seinen Mantel anzog, sagte er: »Beim Abschied hat mir der Pawelka ganz gegen seine Gewohnheit die Hand gedrückt und gesagt, ich solle in Zukunft meine Stoffe woanders kaufen. *Bei uns wird es bald nur noch feldgraue Stoffe geben. Soldatenuniformen sind jetzt der letzte Schrei.*« Er blickte noch einmal hinaus. »Dieser Nebel! Er wird uns noch ersticken.«

Erisa ging zu Endre und umarmte ihn. Ein zaghaftes Lächeln glitt über sein Gesicht. »Habt ihr Lust, morgen mit mir ins *Gellertbad* zu gehen? Ich muss mir den braunen Schmutz aus den Poren schwimmen. Nur duschen, das reicht nicht.«

Es dauerte noch zwei Jahre, dann veränderte sich auch Budapest. Wenn Erik auf seinen Fahrten mit der Trambahn oder dem Bus die Auftritte der Pfeilkreuzler beobachtete, die in Blauhemden, mit Schulterriemen und gestiefelt, wichtigtuerisch durch die Straßen zogen, spürte er eine unbekannte Unruhe in sich wachsen.

»Mein Herz, ich wollte es nicht glauben, aber jetzt ist es auch bei uns so weit«, sagte er eines Abends zu Erisa. »Wenn Sie gesehen hätten, wie großartig die sich vorkommen, wie die Nazis in den Wochenschauen.« Er lächelte verbittert. »Und ich habe Endres Schilderungen für übertrieben gehalten und belächelt. Jetzt sehe ich, wie recht er damals hatte.

Erisa legte die Arme um seinen Nacken. »Vergraben Sie sich um Gottes willen nicht in düsteren Gedanken.«

Erik senkte den Kopf und ging zum Garderobenständer, um seinen Mantel aufzuhängen. Erisa sah ihm nach, eine Hand in die andere gepresst, als suche sie bei sich selber Halt. Wie müde seine Schritte waren und wie zerknittert sein Anzug. Seine gute Kleidung durfte er nicht mehr tragen. Als Versicherungsvertreter dürfe er nicht besser angezogen sein als die Kunden, die er besuche, hatte man ihm bei der Einstellung erklärt.

»Lesen Sie …« Erik hielt Erisa die Zeitung entgegen und deutete auf die Schlagzeile. »Dann werden Sie mich besser verstehen.«

Erisa nahm die Zeitung, ging ins Wohnzimmer und setzte sich an ihren kleinen Schreibtisch. Bei den bevorstehenden Wahlen, stand dort, durften nur noch jene Staatsbürger jüdischen Glaubens wählen, deren Vorfahren vor mindestens hundert Jahren ins Land gekommen waren. Sie blickte zu Erik auf, der ihr zum Schreibtisch gefolgt war. »Hat das Auswirkungen auf Ihre Familie?«

»Natürlich. Mutter darf wählen, Vater aber nicht. Er ist mit seinen Eltern erst 1890 aus Warschau nach Budapest gekommen.«

Erisa legte die Zeitung zusammen. »Wie wird er darauf reagieren?«

»Wie schon? Fluchen wird er.«

Sie stützte das Kinn in die Hand. »Wenn ich daran denke, was Katalin sagen würde, wenn sie aus irgendeinem Grund nicht wählen dürfte. *Himmelherrgott!* würde sie loswettern, und mein Bruder würde das Kreuzzeichen machen und *Versündige dich nicht!* sagen.«

Nun lachten beide, aber ihre Stimmung wollte sich trotzdem nicht aufhellen.

Katalin hatte sich entschlossen, den Jahreswechsel 1940/41 mit der ganzen Familie in Kischdorint zu feiern. In den letzten Jahren, seit Arpads Hochzeit 1936, hatte sie die Weihnachtstage und Silvester immer bei ihm und Helene in Budapest verbracht. Diesmal jedoch sollten alle an ihrem großen Esstisch versammelt sein, auch die Budapester. Dass einige der Kischdorinter nicht zu Erisas und Eriks Hochzeit gekommen waren, hatte sie ihnen längst verziehen. Katalin wäre nicht Katalin, wenn sie neben ihrer Strenge nicht auch Güte zeigen würde.

Und so empfing sie ihre Gäste am Silvesterabend in ihren

festlich erleuchteten Räumen. Diesmal waren alle ihrer Einladung gefolgt. Doch schon die Begrüßung verlief anders als erwartet. Täuschte sie sich, oder verhielten sich ihre Kischdorinter Verwandten seltsam gehemmt? Was, zum Kuckuck, war mit ihnen los? Wo war ihr Überschwang geblieben, diese liebenswerte Leichtigkeit, ohne die keine Csombory-Feier denkbar war? Beklommen, wie bei einem Trauerfall, standen sie herum. Lag es vielleicht am Krieg? Schließlich hatte er auch in ihrer Familie Spuren hinterlassen. Marton hatte sich noch kurz vor Weihnachten von Wally und den Kindern verabschieden müssen. Sie schob die dunkle Locke zurück, die ihr widerspenstig in die Stirn hing, und bat ihre Gäste zu Tisch, auf dem vor jedem Gedeck in einem kleinen Silberständer eine Platzkarte stand. Gerade als sie sich setzen wollte, kam Ödön, Piris Sohn, ein schmächtiger junger Mann von Mitte zwanzig, seine Frau an der Hand, auf sie zu. Er beugte sich über den Tisch und flüsterte ihr zu: »Verehrte Tante …« Er hüstelte verlegen. »Ich möchte lieber neben Mama sitzen als dort …« Er deutete mit dem Kopf zur Seite. »… wo unsere Platzkarten stehen.«

»Kannst du mir bitte sagen, weshalb du nicht neben Erisa und Erik sitzen willst?«

»Verehrte Tante …« Wieder hüstelte er. »Darüber möchte ich jetzt nicht sprechen.«

Katalin maß Ödön von oben bis unten, dann blickte sie zum Dekan, als erwartete sie von ihm, dass er Ödön zurechtwies. Doch der schwieg, als hätte er nichts gehört, und so schaute sie auffordernd zum Apotheker, aber der hob nur diskret die Schultern. Natürlich! Hatte sie etwa erwartet, dass ihr schweigsamer Bruder sich äußerte? Der biss sich doch eher die Zunge ab, als dass er seine Meinung sagte. Sie seufzte, wischte mit der Hand durch die Luft und sagte zu Ödön: »Also, wenn es für dich so furchtbar ist, nicht neben deiner Mama sitzen zu können, dann nimm deine Frau, und geh zu ihr.« »Ödön hat das nicht so gemeint«, kam es leise von Piri.

»Du brauchst deinen Sohn nicht in Schutz zu nehmen«, entgegnete Katalin knapp. Ihre Schwester hatte diesen Flegel immer schon verteidigt, selbst dann, wenn sie sich gleichzeitig darüber beklagte, dass er schon wieder Geld aus ihrem Portemonnaie genommen hätte. Sie bat Laszlo und Milli, die die Szene ernst, aber mit ihrem gütigen Gesichtsausdruck verfolgt hatten, sich zu Erisa und Erik zu setzen. »Selbstverständlich. Gern«, antwortete Laszlo, stand auf und knöpfte die Anzugjacke zu, in die er, hager wie er war, zwei Mal hineinpasste.

Auch Katalin setzte sich, und nach einigem Stühlerücken hatten endlich alle Platz genommen. Dann gab sie Anna, ihrer Bediensteten, einer mageren Frau mit einem leichten Buckel, das Zeichen, dass sie die Speisen auftragen ließ. Gerade als sie halbwegs versöhnt ihre Serviette auseinanderrollte, bemerkte sie, wie Laszlo sich Erisa und Erik zuneigte, mit dem Kinn auf Ödön wies und sich dann mit seinen schlanken Fingern schräg über die Brust fuhr. Es durchzuckte Katalin wie ein Blitz. Wollte Laszlo damit etwa andeuten, dass Ödön zu diesen entsetzlichen Pfeilkreuzlern gehörte? Natürlich, was sonst? Die Pfeilkreuzler waren bekanntlich Judenhasser wie die Nazis. Dann war das der Grund, weshalb Ödön nicht neben Erik und Erisa sitzen wollte. Oh, wenn sie nicht auf die anderen Rücksicht nehmen müsste, dann würde sie diesen Fallott samt seinem jungen Trampel sofort nach Hause schicken.

»Ich werde Ödön die Leviten lesen. Ich möchte wissen, was der bei den Faschisten zu suchen hat«, flüsterte Erisa Katalin zu.

Doch Erik legte besänftigend eine Hand auf ihren Arm. »Nicht, mein Herz, verderben Sie uns nicht den schönen Abend. Sie sehen doch, was für ein armer Teufel dieser Ödön ist.«

»*Sie* können Ödöns unmögliches Verhalten vielleicht entschuldigen, ich aber nicht.«

Beruhigend strich Erik über Erisas Hand, und so blieb ihr nichts anderes übrig, als sich zu fügen.

Als der Dekan nach dem Dessert aufstand, das Kreuzzeichen

machte und mit seiner Tischrede begann, lehnte Katalin sich erwartungsvoll zurück. Bestimmt würde ihr Bruder auf den Vorfall mit Ödön zu sprechen kommen. Geht liebevoll miteinander um. Nehmt Rücksicht aufeinander, und lasst nicht zu, dass ein Familienmitglied ausgegrenzt wird, nur weil es einem anderen Glauben angehört. So oder ähnlich würde Denesch beginnen.

»Liebe Familienmitglieder. Heute sollen meine Worte den Kindern an diesem Tisch gelten. Das Christkind ist, wie ihr alle wisst, in einem Stall auf Stroh geboren. Zuerst kamen die Hirten, dann die drei Könige aus dem Morgenland, und alle haben das Kind beschenkt ...«

Ach, Denesch, hör lieber auf. Du warst noch nie ein guter Prediger für Kinder. Wieder strich Katalin die dunkle Locke aus der Stirn.

»Das Christkind hat die Gaben jedoch nicht für sich behalten, sondern sie an die Kinder dieser Welt verteilt ...«

Oh Gott, bitte lass nicht zu, dass Denesch jetzt auch noch das Fabulieren beginnt. Ihr Blick schweifte von Erik, der neben ihr saß, zu Erisa, dann zu Laszlo, Milli, dem Apotheker bis zu Laszlos Tochter Wally. Alle hielten die Hände gefaltet und blickten ins Leere, als beteten sie, dass diese Rede bald beendet sein möge. Ob ihr Bruder das spürte? Nach ein paar kurzen Schlussworten segnete er die Familie und setzte sich wieder. Zum Schinder noch mal! Was hatte sich ihr Bruder nur dabei gedacht? Jetzt blieb ihr nichts anderes übrig, als selbst das zu sagen, woran Denesch sich vorbeigemogelt hatte. Katalin wollte schon aufstehen, aber auch ihr legte Erik seine Hand auf den Arm, diesmal jedoch mit einem stummen Kopfschütteln. Katalin senkte beschämt den Blick. Welchen Eindruck mochte Erik von ihrer Familie haben ...

»Fahr zur Hölle!«, rief sie dem Dekan zu und schloss die Glastür zum Wintergarten hinter sich. Er blieb stehen, blickte Katalin an, sein Brevier in beiden Händen haltend, als wollte er darin lesen. »Wer sich nach Ödöns unmöglichem Verhalten hinter den lieben Kinderlein versteckt, der wird selbst mit dem Brevier nicht in den Himmel kommen.«

»Es ist nicht so leicht, liebe Schwester, in den Himmel zu kommen, aber auch nicht, in die Hölle zu fahren.«

»Jetzt komm mir nicht so!«

»Was hätte ich denn tun sollen? Schließlich war Ödön dein Gast, nicht meiner«, entgegnete der Dekan.

»Der Teufel soll ihn holen!«

»Katalin!« Der Dekan machte das Kreuzzeichen, dann ging er mit ausgebreiteten Armen auf sie zu, doch sie wich ihm aus, und so ließ er die Arme wieder sinken. »Glaubst du denn, dass es Erik recht gewesen wäre, wenn ich Ödöns Entgleisung angeprangert hätte? Ich habe doch gesehen, wie Erik erst Erisa und dann auch dich davon abgehalten hat, einen Streit vom Zaun zu brechen. Und ich muss dir sagen, seine besonnene Haltung hat mir sehr imponiert.«

Über Katalins Gesicht huschte ein Lächeln.

»Schau, Katalin«, fuhr der Dekan fort, »wenn ich Ödön zurechtgewiesen hätte, so hätte ich damit Piri sehr weh getan. Du hast doch gehört, wie sie ihn gleich in Schutz genommen hat. Schließlich hat sie ihn seit Janoschs frühem Tod ganz allein großziehen müssen.«

Katalin hob die Augenbrauen. »Hast du nicht bemerkt, wie Laszlo sich mit der Hand quer über die Brust gefahren hat? Ich brauche dir wohl nicht zu erklären, was er damit gemeint hat.«

»Ödön ist noch jung …«

»Wenn du das so oberflächlich siehst, dann will ich nichts mehr mit dir zu tun haben.«

Der Dekan nahm es gelassen. Es war nicht das erste Mal, dass seine Schwester mit ihm schimpfte. Immer wenn er nicht nach ihrer Pfeife tanzte, kündigte sie ihm ihre Liebe auf. »Gott segne dich«, sagte er und ging raschen Schrittes hinaus.

Katalin blieb allein im Wintergarten zurück und schaute

nachdenklich in die sternenklare Nacht hinaus. Eine dicke Schneedecke hatte sich über den Garten gelegt, geglättet wie frisch gebügelter Damast. Auf der Ligusterhecke lag der Schnee wie eine aufgeschüttelte Daunendecke. Irgendwo bellte ein Hund. Neben ihr tickte schwerfällig und dumpf die Standuhr, deren großer Zeiger immer weiter auf die Zwölf vorrückte. Wieder war ein Jahr vergangen. Wie viel Zeit würde ihr noch bleiben? Wie unsinnig war es, sich über einen Nichtsnutz wie diesen Ödön zu ärgern, besonders in so schweren Zeiten wie diesen. Niemand wusste, ob die Familie im nächsten Jahr noch so wohlbehalten zusammenkommen würde wie heute.

Katalin verließ den Wintergarten. Als sie den Durchgang zu ihrem Salon erreichte, bot sich ihr ein harmonisches Bild. Die Gäste hatten sich am Kamin versammelt und unterhielten sich angeregt. Schnell ließ sie ihren Blick in die Runde schweifen, aber den, den sie suchte, fand sie nicht. Anna, die gerade Geschirr in die Küche trug, sagte: »Der ist vor zehn Minuten mit seiner Frau gegangen.«

Katalin nickte und ging zu Laszlo, der mit geschickten Fingern eine Flasche Champagner öffnete. Nachdem er sie entkorkt hatte, küsste er sie. Hatte er vielleicht schon wieder zu viel getrunken? Laszlo war ihr Lieblingsbruder, aber leider auch ein Trinker. Ein heiterer zwar, der bei Gott sein Geld nicht am Schanktisch ließ, trotzdem war er ihr Sorgenkind, dem sie immer wieder unter die Arme greifen musste. Na wenn schon. Sie unterstützte Piri ja auch, und niemand kam dadurch zu kurz.

»Gott segne uns und das neue Jahr!«, rief der Dekan, als er das Glas ergriff, das Laszlo ihm entgegenhielt.

In diesem Augenblick schlug auf dem Kamin die Barockuhr aus blauem Porzellan Mitternacht, und Katalins Brüder stimmten, wie immer an Silvester, die Hymne an. Alle verharrten stehend, ihre Gläser in der Hand, bis der letzte Ton verklungen war. Dann, wie auf Kommando, fielen sie einander in die Arme und wünschten jedem ein glückliches neues Jahr, Gesundheit und Zufriedenheit. Katalin sah strahlende Gesichter, aber bei einigen auch Tränen in den Augen. »Was wird uns dieses Jahr bringen?«, hörte sie Laszlos Milli fragen.

»Vielleicht das Ende dieses unseligen Krieges«, antwortete Katalin.

Arpad fuhr auf. »Mama, wie kommst du nur auf solch eine Idee? Tag für Tag treffen Meldungen über den Vormarsch der deutschen Truppen ein, und du redest von Frieden?«

»Warum nicht?« Katalin schaute ihn mit großen Augen an. »Man hört doch immer wieder, wenn auch nur heimlich, dass Churchill einen Balkanfeldzug plant und dass Ungarn von den Engländern besetzt wird.«

»Die entscheidende Frage ist, wann?«, bemerkte Erik. »Lange sollte Churchill mit seinem Balkanfeldzug nicht mehr warten, sonst sehe ich schwere Zeiten auf meine Familie und mich zukommen. Mir gehen die Pfeilkreuzler nicht aus dem Sinn.«

»Lasst uns lieber über erfreulichere Dinge reden.« Erisa hob ihr Glas und trank Erik zu. Sie schauten sich über den Rand ihrer Gläser tief in die Augen, als hätten sie sich gerade erst ineinander verliebt.

Gott sei Dank, dachte Katalin, Ödöns Affront hatte bei ihnen keine Bitterkeit aufkommen lassen. Ihre Liebe schützte sie gegen Verletzungen. Und zum ersten Mal an diesem Abend trat ein gütiges Lächeln auf ihr Gesicht.

Laszlo setzte sich ans Klavier und spielte Katalins Lieblingslied. »*An roten Pfingsten habe ich um dich gebetet …*«, sang er, doch über die ersten Takte kam er nicht hinaus. Also doch der Champagner, dachte Katalin. Laszlo deutete mit dem Zeigefinger gen Himmel und überließ die Klavierbank dem Dekan, der neben ihm stand und nur darauf wartete, selber in die Tasten zu greifen. Er intonierte den Donauwalzer, und dann tanzten Katalin mit Laszlo, Helene mit Erik, Erisa mit dem Apotheker und Wally mit Arpad.

Katalin zog ihre Wollstola enger um die Schultern. Ihr Wintergarten war zwar geheizt, aber die Sonne prallte so kalt gegen die hohen Scheiben, als schiene sie aus der Arktis herein.

»Ich habe heute Nacht lange über unsere Gespräche nachgedacht«, sagte sie zu Erik und Erisa, die ihr gegenüber am Frühstückstisch saßen. »Besonders über Eriks Sorgen wegen dieser verdammten Organisation.«

»Hast du in der Neujahrsnacht nichts Besseres zu tun gehabt?«, fragte Erik lachend und ließ seinen Blick genießerisch über den üppig gedeckten Tisch schweifen.

»Wie wär's«, fuhr Katalin fort, »wenn ihr nach Kischdorint ziehen würdet? Hier ist die Lage ruhig. Macht euch wegen Ödön keine Sorgen. Das ist nichts als Wichtigtuerei. Zu mehr als einem kleinen Schreiberling im Rathaus hat er es nicht gebracht. Also, was meint ihr, ist das nicht eine gute Idee?«

Erisa beugte sich vor. »Weißt du, Katalin, Erik und ich möchten Budapest nicht verlassen.«

Katalin wandte sich Erik zu. »Ich habe mir gedacht, du könntest Attilas Aufgaben übernehmen. Seit seinem Tod vor neun Jahren, Gott hab ihn selig, ist nur das Nötigste erledigt worden.«

Erik wusste, was ihn in Kischdorint erwarten würde: die finanzielle Verwaltung des Gestüts und des verpachteten Grundbesitzes, des seit Generationen angesammelten Csombory-Vermögens und der meist ein- und zweistöckigen Miethäuser in Kischdorint und in den umliegenden Kleinstädten, die Katalins Mann in die Ehe eingebracht hatte. »Das wäre Neuland für mich.«

»Ich würde dir natürlich helfen, damit du einen Überblick bekommst. Jedenfalls wäre es für dich eine erfüllendere Aufgabe, als irgendwelchen Policen nachzujagen.«

»Erik ist ein Großstadtmensch, er wird sich in der Provinz nicht wohlfühlen«, warf Erisa ein.

»Lass ihn entscheiden«, erwiderte Katalin und wandte sich Erik zu. »Außerdem, lieber Erik, wärst du hier vom Druck

deines Vaters befreit. Räumliche Trennung schafft Distanz.«
Katalin rückte ihre Türkisbrosche zurecht. Ungeduld spiegelte
sich in den unruhigen Bewegungen ihrer Finger. »Und du, Erisa,
bräuchtest nicht mehr mit Übersetzungen dazuzuverdienen.«

Erisa schob ihre Hände in die Ärmel ihrer weißen Strickjacke. »Es geht mir nicht nur ums Verdienen, sondern auch um
die Freude, die meine Arbeit mir macht.«

»Dann gibst du halt wieder Privatstunden.« Um Katalins Lippen spielte ein Lächeln. »Bestimmt wird Englisch bald gefragt
sein.«

»Prinzipiell habe ich gegen einen Umzug nichts einzuwenden«, schaltete sich Erik ein. »Hast du denn auch schon eine
Vorstellung, wo wir wohnen könnten?«

»Bestimmt gibt es in Kischdorint keine passende Wohnung
für uns«, beeilte sich Erisa zu sagen.

Katalin ließ sich nicht beirren. »Mir wird schon noch etwas
Vernünftiges einfallen, und ich kann euch versichern, dass ihr
euren Entschluss nicht bereuen werdet. Ich meine, in keiner
Hinsicht.«

»Daran, liebe Schwägerin, habe ich nicht die geringsten
Zweifel.«

Zufrieden lächelnd blickte Katalin vor sich hin. Sie hatte Erik
auf ihrer Seite. Und was er guthieß, das würde mit der Zeit auch
Erisa heilig sein. »Nun wollen wir endlich frühstücken«, sagte
sie und nahm die weiße Porzellankanne, aus der der Milchkaffee
dampfte, »Bitte, greift zu.«

3

Katalin setzte sich durch. Sie kaufte für Erisa und Erik ein Haus an einer der schnurgeraden Straßen, die wie gierige Finger in die Ebene griffen. Es war ein solides Einfamilienhaus, das in einem weitflächigen Garten lag. Hinter der hellblauen Fassade öffneten sich große Räume, die Erisa mit großstädtischer Eleganz einrichtete, und mancher Besucher fragte sich verwundert, ob er sich tatsächlich in der Provinz befand und nicht vielleicht doch in der Hauptstadt.

In Kischdorint störten weder Trambahnen noch Omnibusse die ländliche Ruhe. Der Asphalt hallte nur von Pferdehufen und eisenbeschlagenen Wagenrädern wider. Viermal in der Woche kamen die Bauern aus der Umgebung und bauten auf dem Marktplatz ihre Stände auf. In den Sommermonaten, der drückenden Hitze wegen, schon zeitig in der Frühe, wenn die alte Kirche noch ihren Schatten auf das Pflaster warf. Das kleinstädtische Leben verlief ohne Höhepunkte, aber auch ohne unangenehme Überraschungen.

Doch es blieb nicht sorgenfrei. Es änderte sich spätestens im März 1944, als die deutschen Truppen Ungarn besetzten. Jeden Tag standen Schreckensmeldungen in der Zeitung, und die neuesten Gerüchte aus Budapest brachten Edgar, Endre und Tery bei ihren Besuchen in der Provinz mit. Angeblich forderten die Okkupanten die Regierung auf, alle Juden zu registrieren und ihnen vorzuschreiben, den gelben Stern sichtbar auf ihrer Kleidung zu tragen. Horthy und der Zentralrat der Juden würden deswegen mit Eichmann verhandeln, doch Genaueres sei nicht zu erfahren. Jüdische Anwälte müssten ihre Kanzleien schließen, jüdische Journalisten würden aus ihren Verbänden ausgeschlossen. »Nur die jüdischen Ärzte sind noch ausgenommen«, sagte Edgar und zwang sich zu einem Lächeln. »Weil es sonst zu wenig Ärzte in Ungarn gibt.«

Mit angehaltenem Atem, die Köpfe verschwörerisch zusammengessteckt, verfolgten Erik und seine Geschwister, Erisa, Katalin, Arpad und Helene hinter zugezogenen Gardinen, wie in den BBC-Nachrichten sogar schon von Deportationsplänen für die jüdische Bevölkerung berichtet wurde.

»Ich glaube, wir können nicht mehr mit ausländischer Hilfe rechnen.« Edgar blickte in die Runde. »Dabei hatten wir so auf Churchills Balkanfeldzug gehofft.«

»Das hat Papa unlängst auch gesagt«, warf Tery ein.

»Und wisst ihr, was er noch gesagt hat?«, fragte Edgar. »*Wenn die Juden in Ungarn nicht mehr sicher sind, dann weiß ich, was ich zu tun habe.*«

Erik runzelte die Stirn. Was könnte sein Vater damit meinen? In diesem Augenblick flüsterte Edgar ihm zu, dass er mit ihm reden müsse, und zwar allein.

»Also, worum geht es?«, fragte Erik, als sie draußen beim Wagen standen, umhüllt von einer Dunkelheit, die so schwarz war wie aufgekochtes Pech. »Ich brauche unbedingt zwei Korbflaschen mit Schnaps.«

»Was ist? Hast du Liebeskummer?« Erik legte den Arm um Edgars Schulter.

»Natürlich nicht.«

»Oder machst du Schiebergeschäfte?«

»Wo denkst du hin!« Edgar zögerte. »Der Schnaps ist für einen Bekannten.«

»Und wieso musst du den Schnaps besorgen?«

»Weil …« Edgar löste sich aus Eriks Arm. Was sollte er tun? Sollte er Erik die Wahrheit sagen? Sollte er ihn jetzt schon in die Pläne ihres Vaters einweihen? Dass er für seine Söhne Pässe besorgt hatte, damit sie noch rechtzeitig ins Ausland fliehen konnten? Dass der Schnaps für einen Hotelier bestimmt war, der sie bis zur Flucht verstecken würde? Und Erisa? Würde Erik sie überhaupt verlassen? So viele Fragen, und auf keine wusste er eine Antwort. Schließlich sagte er: »Jetzt nicht. Wir wollen die anderen nicht zu lange warten lassen. Sag mir nur, ob du den Schnaps besorgen kannst?«

»Katalins Verwalter hat sich auf dem Gestüt heimlich eine Destille gebaut. Ich werde ihn fragen.«

»Es müsste ziemlich schnell gehen. Bis Mitte nächster Woche spätestens.«

»Ich werde sehen, was sich machen lässt.«

Edgar legte seine Hand auf Eriks Arm. »Danke.«

Dann gingen sie rasch ins Haus zurück.

Als Erik mit seinen Brüdern von der nächtlichen Fahrt zum Gestüt zurückkehrte, wo sie den Schnaps geholt hatten, war Erisa schon aufgestanden. Sie umarmte ihn und drückte ihr Gesicht an seine Wange. »Wie angenehm morgenkühl Sie sich anfühlen.«

Erik löste sich von ihr und zog seine Lederjacke aus. »Edgar und Endre haben den Schnaps umgeladen, sich in ihren Wagen gesetzt und sind gleich weitergefahren.«

»Schade. Ich dachte, Ihre Brüder würden bis zum Mittagessen bleiben. Ich habe extra Katalin und Denesch eingeladen.«

Erik zuckte mit den Schultern, dann griff er in eine Tasche der Lederjacke und hielt Erisa etwas hin.

»Was ist das?«

»Ein Pass.«

Erisa nahm ihn und begann zu blättern.

»Edgar hat ihn mir gegeben. Vater will, dass wir ins Ausland gehen.«

»Wer ist *wir*?«

Erik sah Erisa schweigend an. Dann blickte er zu Boden.

»Erik, bitte …« Erisas Stimme zitterte. »Erklären Sie mir dieses *wir*.«

»Es ist doch egal, was da steht.« Erik wies auf den Pass. »Für mich heißt *wir* immer nur Sie und ich.«

Erisa warf den Pass auf die weiße Kommode neben dem Garderobenständer und lachte bitter auf. »Für Sie. Aber nicht für Ihren Vater.« Sie trat einen Schritt zurück. »Wie kommt er dazu, wieder einmal in unser Leben einzugreifen? Reicht ihm sein Widerstand gegen unsere Heirat noch immer nicht?«

»Erisa, die Sache mit dem Pass hat absolut nichts mit Ihnen zu tun.« Erik ging einen Schritt auf Erisa zu, doch sie wich noch weiter zurück.

»Ach wirklich nicht?« Sie wollte es ironisch sagen, aber es klang ernst und gepresst. Sie seufzte. Vielleicht sollte sie sich nicht noch einmal zwischen Erik und seinen Vater stellen, sondern ihn mit seinen Brüdern ziehen lassen Aber könnte sie auf Erik verzichten? Sie hatte sich diese Frage schon mehr als einmal gestellt. Sie fühlte eine bittere Verzweiflung in sich wachsen. Nein. Niemals, sagte sie sich dann, und schon gar nicht für Daniel Reich. »Also, was haben Sie mit Ihren Brüdern besprochen? Was wollen Sie tun?«

Seltsam, dachte Erik, so niedergeschlagen hatte er Erisa noch nie erlebt. Engagiert und spontan, auch in schwierigen Situationen, so kannte er sie, gerade das schätzte er an ihr. Er nahm ihre Hände. »Erisa, ich bitte Sie, für mich hat dieser Pass keine Bedeutung.« Dann ließ er ihre Hände wieder los.

Erisa wandte sich brüsk ab, und Erik ging, den Kopf gesenkt, ins Bad. Er würde nachher mit Katalin und Denesch reden. Vielleicht gelang es ihnen, Erisa zu beruhigen.

Es war später Mittag, als Erisa und Erik mit Katalin und dem Dekan nach dem Essen in der Glasveranda, in der es immer nach Sand und Steppengras roch, beim Mokka saßen.

»Erik …« Der Dekan presste die Finger gegeneinander. »Ich muss dir sagen, dass ich den Vorschlag deines Vaters für klug halte. Warum, so mag er sich gesagt haben, soll er seine Söhne einem so grausamen Regime aussetzen, das den Rassenhass auf seine Fahne geschrieben hat.«

Aufgewühlt blickte Erik am Dekan vorbei in den Garten. Die Bäume mit ihrem sprießenden Grün sahen im milchigen Frühlingslicht so zerbrechlich aus, als wären sie aus Glas. Katalin legte ihre Hand auf seinen Arm und rüttelte ihn sanft. »Erik. Du darfst das deinem Vater nicht übel nehmen. Was jetzt in unserem Land geschieht, das zwingt uns manchmal zu sonderbaren Entschlüssen. Vielleicht ist sein Plan doch die beste Lösung.«

Erisa, die auf Eriks Sessellehne saß, wollte aufspringen, doch Erik hielt sie zurück, und sie blieb.

Der Dekan legte eine Hand an sein Brustkreuz. »Wenn du jedoch entschlossen bist zu bleiben, dann erlaube, dass ich dir einen Vorschlag mache. Ich meine, du solltest konvertieren. Das könnte dir und Erisa viel Leid ersparen. Schau, mir fiele es leicht, dir den Übertritt zu ermöglichen. Vom Glauben her habe ich keine Bedenken, denn wer ein guter Jude ist, ist auch ein guter Christ. Überleg es dir. Aber bitte nicht zu lange. Uns bleibt nicht mehr viel Zeit.«

Erik überlegte. »Ich hätte gegen eine Konvertierung nichts einzuwenden. Darüber haben Erisa und ich schon vor unserer Heirat gesprochen, aber dann war es uns nicht mehr wichtig«, sagte er und blickte zu Erisa auf.

Ihr Gesicht zuckte wie Wetterleuchten. »Ich lasse es nicht zu, dass Erik konvertiert. Er ist Jude, und er soll es auch bleiben.«

Sie brach ab, als Erik ihre Hand an seine Lippen führte. Was hatte Erisa heute nur? Vorhin niedergeschlagen, jetzt aufbrausend und reizbar. So unausgeglichen hatte er sie noch nicht erlebt, und er fühlte eine lähmende Unsicherheit in sich wachsen.

Katalin schlug mit der flachen Hand auf die Lehne ihres Korbstuhls. »Was sind das nur für Sachen? Der alte Reich befiehlt dir zu emigrieren, und zwar ohne deine Frau. Du, Denesch, rätst Erik, katholisch zu werden, und du Erisa bestimmst über Eriks Kopf hinweg, er soll bleiben, was er ist. Herrgott noch mal.«

»Katalin!« Der Dekan machte eilig das Kreuzzeichen.

»Jaja, ich bereue …« Sie strich über Eriks Arm. »Du musst den beiden verzeihen. Wir Csomborys sind manchmal ein bisschen größenwahnsinnig.« Sie nahm ihr Mokkatässchen, sah, dass es leer war, und hielt es Erisa zum Nachgießen hin.

»Das macht doch nichts«, antwortete Erik mit matter Stimme.

»Du meinst, du hast dich schon daran gewöhnt?«

»Gewöhnung gibt Sicherheit«, entgegnete er lächelnd.

»Wir sollten vorerst nichts unternehmen«, fuhr Katalin fort. »Wir konvertieren nicht und machen auch keine Trennungs- und Reisepläne, sondern beobachten in aller Ruhe die Entwicklung.«

Nachdem der Dekan gegangen war und Erik wieder am Schreibtisch saß, begleitete Erisa Katalin zum Tor. Langsam schlenderten sie durch den Vorgarten, den Erisa mit weißem Kies und Blumenkübeln genauso gestaltet hatte wie Arpads Garten auf dem Gellertberg, wohl als Erinnerung an die schöne Zeit in Budapest.

»Katalin …« Erisa blieb stehen.

»Was hast du auf dem Herzen?«

»Ich war gestern beim Arzt.«

Katalin forschte in Erisas Gesichtszügen. »Ich habe geahnt, dass du etwas hast.«

Erisa schwieg einen Augenblick lang. »Aber etwas Schönes«, sagte sie sanft.

»Bist du schwanger?«

»In der achten Woche.« Erisa strahlte.

»Und was sagt Erik? Freut er sich?«

»Er weiß es noch nicht.«

»Aber warum denn nicht?«

»Ich will warten, bis ich sicher bin, dass die Schwangerschaft hält. Schließlich bin ich über dreißig.«

Katalin fuhr Erisa über die Wange. »Wir werden auf dich aufpassen und …« Sie zeigte auf Erisas Leib. »… und auf dieses kleine Wesen auch.«

Am weißen Gittertor umarmte sie Erisa, dann ging sie hinaus und eilte die schnurgerade Straße entlang, vorbei an den hübschen Häusern mit den bunten Blumen in den Gärten, ein Motiv wie auf einem naiven Landschaftsgemälde.

Es war Anfang Mai, als schließlich auch in Kischdorint von einem Ghetto gemunkelt wurde. Auch hier müssten die Juden bald ihre Häuser und Wohnungen verlassen. Wie giftige Schlangen schlichen die Gerüchte von Haus zu Haus. Doch daran glauben wollte niemand, die Juden am allerwenigsten. Und so war die Bestürzung groß, als sie aufgefordert wurden, sich im Rathaus zu melden, um sich registrieren zu lassen. Auch Erik und Erisa wurden vorgeladen. Im Amtszimmer sahen sie sich zwei ungarischen Beamten in Polizeiuniform, zwei Männern von der Gestapo und – hinter einem Schreibtisch mit Bergen von Akten darauf – Ödön gegenüber, der zuerst so tat, als kenne er die beiden nicht. In barschem Ton wies ihnen einer der Beamten zwei Stühle vor seinem Schreibtisch zu. Dann forderte er Erik auf, seine Papiere vorzulegen und Angaben zu seiner Person zu machen.

Reglos verfolgte Erisa, wie er ohne zu zögern und mit gedämpfter Stimme antwortete. Dann verstummte er, als sei ihm plötzlich das Wort entzogen worden. Warum wehrte er sich nicht? Warum begehrte er nicht auf gegen diese Teufel in Menschengestalt? Nein, sie würde sich die entwürdigende Behandlung nicht so einfach gefallen lassen … Sie straffte sich und setzte zum Sprechen an, doch als sie Eriks stumpfen Blick auffing, schwieg sie verunsichert. Dann wurde auch sie befragt. Noch bevor sie antworten konnte, meldete sich Ödön aus dem Hintergrund zu Wort und erklärte wichtigtuerisch, »diese Dame« sei exkommuniziert.

Da konnte Erisa dann doch nicht mehr an sich halten und sagte auf Deutsch: »Mein lieber Neffe, du hältst besser den Mund. Ich kann Eriks und meine Angelegenheit selbst in die Hand nehmen, dazu brauche ich deine zweifelhafte Hilfe nicht.«

»Heute vielleicht nicht.« Die Augen bis auf einen Spalt zusammengezogen, fixierte er Erisa mit kaltem Gesichtsausdruck. Kühl erwiderte Erisa seinen Blick. Wie unausstehlich dieser Ödön war. Damals, an Silvester, hatte er Katalin noch den Schüchternen vorgespielt. Jetzt zeigte er sein wahres Gesicht.

Erik und Erisa mussten Fragebögen ausfüllen, die von dem Beamten sorgfältig geprüft wurden, dann erhielt zuerst Erisa ihre Papiere zurück, danach Erik, in dessen Ausweis das *ZS* für *Zsido* hineingestempelt war. Außerdem bekam er fünf gelbe Stoffsterne. Ab sofort sollte er sie für alle sichtbar auf seiner Kleidung tragen und die Stadt nicht mehr verlassen. Erik nahm sie mit gesenktem Blick entgegen, und Erisa wagte nicht, ihn anzusehen, aus Angst, sie könnte zusammenbrechen.

Bei der Registrierung stellte sich auch heraus, dass Erik eine Konvertierung weder geholfen noch irgendwelche Erleichterungen gebracht hätte. Es wurden nur jene Konvertierungen anerkannt, die schon viele Jahre zurücklagen.

Als sie wieder im Treppenhaus standen, drängte Erisa Erik hastig zu einer Bank unter einem der bunten Fenster. »Mir wird übel«, flüsterte sie. Erik legte den Arm um ihre Schultern und drückte sie fest an sich. Wenige Augenblicke später atmete sie tief durch. »Es ist vorbei.«

Er zog die Stoffsterne aus der Tasche und betrachtete sie. Bitternis, erstarrt zu einer Leidensmaske, lag auf seinen Zügen. Vielleicht sollte er den Vorschlag seines Vaters doch befolgen und sich von Erisa trennen. Mit einem Mann, der gebrandmarkt war, konnte es keine Zukunft geben. »Erisa, wäre es nicht doch besser …«

»… zu Katalin zu gehen?« Erisa sprang auf. »Dann lassen Sie uns keine Zeit verlieren.« Ihre Stimme überschlug sich fast.

Erik wies auf die Sterne. »Und die hier?«

»Kommen Sie. Kommen Sie. Nur weg von hier.«

Erik steckte die Stoffsterne wieder in die Tasche, und erst als sie unter das schützende Dach der Akazien traten, wo die Sonnenstrahlen wie verspielte Kinder durch die grün und weiß gesprenkelten Baumkronen hüpften, spürten sie, wie die Anspannung von ihnen wich.

Sie wolle alles über die Registrierung wissen, rief Katalin ihnen entgegen. »Doch zuerst …« Von Katalin erfuhren sie, dass Arpad mit seinen Folianten wegen der Bombardierung von Budapest nach Kischdorint gekommen war. Dann nahm sie die beiden bei der Hand und zog sie ins Wohnzimmer, wo ihnen nicht nur Arpad, sondern auch Helene mit der kleinen Ildiko entgegenkam. Freudestrahlend zog Erisa das Kind an sich und drückte es fest, doch als sie Helene umarmte, begann sie zu weinen.

Arpad trat hinzu und legte seine Arme um beide. »Nicht, bitte nicht«, sagte er und löste sie voneinander.

Erisa griff in Eriks Tasche, zog die Stoffsterne heraus und hielt sie den anderen wortlos entgegen. Katalin ließ sich in den großen Ohrensessel sinken und nahm ihre Enkelin auf den Schoß.

Erik schob einen Sessel heran, setzte sich und zog Erisa auf die Lehne. »Habt ihr etwas von meiner Familie gehört?« Er schaute Arpad und Helene erwartungsvoll an, die nebeneinander auf dem Sofa saßen.

»Wir sollen euch von Edgar und Endre herzlich grüßen. Die beiden haben Budapest vor zwei Wochen verlassen«, antwortete Helene.

»Gott beschütze sie«, kam es leise von Erisa, und Katalin nickte ihr zu.

»Erik …«, begann Arpad, dann brach er ab und rutschte

nervös auf dem Sofa hin und her. »Erik, ich muss dir leider sagen, dass deine Eltern und Tery inzwischen auch den gelben Stern tragen müssen. Sie dürfen Budapest nicht mehr verlassen.«

»Woher weißt du das? Von Tery?«

»Nein. Bei deiner Familie geht niemand mehr ans Telefon.«

Langsam, wie in Zeitlupe, senkte Erik den Kopf und starrte zu Boden. War das der Anfang vom Ende? Er hatte die Bedrohung viel zu lange unterschätzt. Er war blind gewesen für das, was ihn und seine Familie in den Untergang zu stürzen drohte. »Von wem weißt du es?«, fragte er, ohne aufzusehen.

»Imre Molnar hat es mir gesagt.«

Erisa legte den Arm um Erik. »Ach, dieser Molnar, der redet viel, wenn der Tag lang ist.« Sie versuchte zu lächeln.

»Du darfst nicht vergessen«, sagte Arpad, »Molnar hat Karriere gemacht. Er bekommt die Neuigkeiten aus erster Hand. Letzten Endes habe ich es ihm zu verdanken, dass man mich hierher und nicht in irgendeine andere Gegend verfrachtet hat.«

Erisa überlegte. Wenn Molnar so einflussreich war, dann konnte er vielleicht bewirken, dass die Auflagen gegen Eriks Familie aufgehoben wurden. Sie musste unbedingt mit ihm reden. Entschlossen legte sie ihre Hände ineinander. »Ich werde nach Budapest fahren, um mich mit Tery, aber auch mit Molnar zu treffen.«

Katalin stand auf, setzte ihre Enkelin in den großen Ohrensessel, ging zu Erisa und beugte sich über sie. »Wir werden zusammen fahren.«

»Bleib lieber hier, und pass auf, dass Erik nichts passiert.«

»Ich lasse dich nicht allein. Jetzt nicht.«

»Warum jetzt nicht?«, fragte Erik.

Katalin überlegte. Sollte sie ihm die Wahrheit sagen? Nein. Das war Erisas Angelegenheit. »Weil … weil Budapest bombardiert wird«, sagte sie schnell.

Fahrig strich Erik sich über die Stirn. »Entschuldige, daran habe ich nicht gedacht.«

Später, beim Abschied, wirkte Erik wieder ganz gefasst, und als er Arpad umarmte, sagte er: »Wie schön, dass du da bist. Nun habe ich wieder jemanden, mit dem ich mich über die große weite Welt unterhalten kann.«

Arpad packte die Koffer, die seine persönlichen Sachen enthielten, mit einem Eifer aus, als wollte er für immer in Kischdorint bleiben. Enttäuscht, wie wenn man ihr ein falsches Geschenk gemacht hätte, beobachtete Helene ihn. Sie fühlte ihre Abneigung gegen die Provinz wie eine Hitzewallung in sich hochsteigen. »Du scheinst dich hier ja sehr wohl zu fühlen.«

Arpad richtete sich auf. »Ist das so verwunderlich? Schließlich …«

»Jaja, ich weiß. Schließlich bist du hier zu Hause«, fiel Helene ihm ins Wort. »Aber ich weiß jetzt schon, dass ich mir so überflüssig vorkommen werde wie ein Mensch, nach dem niemand mehr fragt. Nicht mal du. Du wirst tagsüber im Rathaus über deinen Büchern sitzen und dich zu Hause mit deinen Briefmarken und deinen Schallplatten beschäftigen. Ich habe hier ja nicht mal die Möglichkeit, dich von deinen Liebhabereien abzulenken. Womit auch?« Sie trat ans Fenster. Es gab kein Theater, keine Konzerte. Sie konnten nicht über einen Einkaufsboulevard bummeln oder in ein Kaffeehaus gehen. Sollte sie sonntags vielleicht mit Arpad die Akazienallee auf und ab promenieren wie die Einheimischen und dann in die Zuckerbäckerei gehen, die einzige in dieser Einöde? Sie seufzte. »Diese Eintönigkeit kann ich nicht lange ertragen.«

Arpad ging zu ihr, nahm sie in die Arme und zog sie an sich. »Weißt du was? Sobald sich die Lage ändert, kehren wir zurück nach Budapest. Doch vorerst ist es hier friedlicher und sicherer.«

4

Seit Erik Ausgehzeiten einhalten musste, machten sich Katalin, Arpad und Helene fast jeden Abend auf den Weg, um ihm und Erisa ein wenig Abwechslung in ihren bedrückenden Alltag zu bringen. Dann saßen sie gemeinsam in der Sesselecke, tranken Mokka, und ab und zu gelang es den dreien sogar, Erik ein Lächeln zu entlocken. Blass und schmal saß er in seinem Sessel, den Kopf an Erisa gelehnt, die wie immer auf der Lehne hockte.

Katalin wollte gerade von Ildiko erzählen, wie gern sie zum Geigenunterricht ging, als Erik mit matter Stimme sagte: »Heute Morgen hat man unser Radio beschlagnahmt.« Und leise fügte er hinzu: »Jetzt haben wir nur noch das Grammophon.« Er schluckte. »Wahrscheinlich sollen wir nicht wissen, wie über uns entschieden wird.« Ich komme mir wie entmündigt vor, dachte er. Was ist ein Mensch noch wert, der nicht über sich selbst bestimmen kann ... »Arpad, könntest du mir leihweise ein paar Tangoplatten überlassen? Wenn wir schon keine Nachrichten mehr hören dürfen, dann wenigstens Musik.«

»Selbstverständlich. Hast du irgendwelche Wünsche?«

»Vor allem *Olé Guapa*.«

Gedankenversunken fuhr Arpad mit dem Zeigefinger über die polierte Sessellehne. »Diesen Tango habe ich zum ersten Mal in einem dieser traditionellen Tangolokale in Buenos Aires gehört.« Er machte eine Pause. »Man muss sich diese Lokale sehr schlicht vorstellen. Kahle Wände mit Ölanstrich, blechbeschirmte Lampen an der Decke und die Fußböden mit Kacheln ausgelegt.«

»Hast du dort auch getanzt?«, fragte Erisa.

»Und ob! Mit einer feurigen Tangotänzerin natürlich!« Arpad lachte. Als er sah, dass Helene die Stirn krauste, wurde er wieder ernst. »Mit Dorita.«

»Bist du deshalb so oft von Monte Video nach Buenos Aires gefahren?«

»Wo denkst du hin? Dorita war schließlich die Zukünftige von Cousin Tibor. Damals sah es so aus, als würden die beiden heiraten.«

»Übrigens«, sagte Katalin, »Tibor hat geschrieben. Er scheint Temesvar nicht zu vermissen. Trotz der Widrigkeiten ist er gern in Budapest.«

»Kurz bevor wir hierherkamen, haben wir ihn in der *Redoute* bei einem Brahms-Konzert getroffen«, sagte Helene. »Ich war etwas erschrocken, wie nachlässig er gekleidet war. Auf seine Garderobe scheint er keinen großen Wert zu legen.«

»Was ihm fehlt, ist eine Frau«, erwiderte Erisa in einem Ton, als wollte sie Tibor in Schutz nehmen.

»Ihm fehlt nicht nur eine Frau, sondern auch der Familiensinn, sonst hätte er sich für Kischdorint entschieden und nicht für Budapest«, warf Katalin ein.

»Er hat nicht einmal unser Angebot angenommen, in Erisas ehemalige Räume in unserem Haus zu ziehen«, sagte Arpad.

Erisa lachte. »Dadurch hat er sich erfolgreich der Familienumarmung entzogen.«

Erik blickte zu ihr auf, dann wandte er sich an Arpad. »Wieso hat Tibor diese Dorita nicht geheiratet und mitgenommen, als er zu seinen Eltern nach Temesvar zurückgekehrt ist?«

»Tibor hat es wohl vorgehabt, aber 1933 hatte sich die Lage der ungarischen Minderheit dort so zugespitzt, dass er schweren Herzens darauf verzichtet hat.«

Erik nickte. »Ich kann Tibor gut verstehen. Wohl am besten von uns allen.«

Eine Zeitlang war es still im Zimmer. Katalin nestelte an ihrer Brosche. Helene trank einen Schluck Mokka. Als Erisa fragte, ob Anusch frischen kochen sollte, schüttelten alle den Kopf. Schließlich war es Erik, der die lähmende Stille durchbrach. »Wir wollen nicht länger Trübsal blasen, erzählt lieber, was sich in Kischdorint zugetragen hat. Ab jetzt müsst ihr mir die tägliche Zeitung ersetzen. Die wird uns seit heute auch nicht mehr gebracht.«

Katalin, Helene und Arpad sahen sich an, und dann begann Helene zu erzählen, dass sie eine Auseinandersetzung mit dem Schulleiter des Humanistischen Gymnasiums gehabt hatte. »Dieser widerliche Pfeilkreuzler«, sagte sie mit Abscheu in der Stimme, »hat tatsächlich die Kreuze aus den Klassenzimmern entfernen lassen. Das konnten wir doch nicht einfach so hinnehmen!« Zusammen mit Wally und ein paar anderen Müttern sei sie bei ihm vorstellig geworden, aber erst, nachdem sie ihm gesagt habe, ihre Schwiegermutter habe die Kreuze gestiftet und verfüge über ausgezeichnete Beziehungen ins Kultusministerium, sei es ihnen gelungen, dass die Aktion wieder rückgängig gemacht wurde. »*Ich werde dafür sorgen, dass man sie alle dahin bringt, wo sie hingehören*, hat der Schuldirektor zum Schluss gesagt. Wally und die anderen Frauen haben gelacht.« Sie schaute von einem zum anderen. Zuletzt blieb ihr Blick an Erik hängen. »Begreifen die denn nicht, dass das nicht nur eine leere Drohung ist?«

Wieder entstand eine Pause.

«Das war mutig von dir«, sagte Erik schließlich. »Mir scheint, du hast dich inzwischen gut eingelebt in Kischdorint.«

»Ach, Erik, wie heißt es so schön? Der Mensch wächst mit seinen Aufgaben. An die schwierige Anfangszeit denke ich kaum noch.«

»Und was gibt es aus dem Rathaus Neues zu berichten?«, fragte Erik.

Arpad zögerte einen Augenblick, und es schien, als kämpfte er mit sich, ob er die Wahrheit sagen sollte. »Heute sind die ersten deutschen Stabsärzte in Kischdorint eingetroffen. Ich weiß es, weil ich dolmetschen musste. Es geht um die Freistellung von Schulgebäuden für Lazarette.« Als er sah, dass Erik ihn fassungslos anstarrte, beeilte er sich hinzuzufügen: »Ich habe sie mir irgendwie … unangenehmer vorgestellt. Eigentlich kann ich nichts Nachteiliges über sie sagen.« Er beugte sich vor und trank einen Schluck Mokka. »Besonders der Oberstabsarzt, ein gewisser Doktor Lohmann, hat auf mich einen durchaus korrekten Eindruck gemacht. Er hat mir gestanden, dass er gern Ungarisch lernen würde. Interessant, nicht?« Lachend blickte Arpad in die Runde.

»Ich weiß nicht«, sagte Erisa. »Ändert das etwas daran, dass sie Besatzer sind, von denen wir nichts Gutes zu erwarten haben? Auch wenn einer von ihnen vielleicht sympathisch wirkt.«

Katalin seufzte. Wie recht Erisa hatte. Man durfte sich keine Illusionen machen. Und das hieß auch: Man musste irgendetwas tun. Wieder kam ihr in den Sinn, was Piri ihr erst am Nachmittag erzählt hatte: Odön habe ihr gegenüber angedeutet, dass es in Kischdorint bald genügend leere Häuser und Wohnungen geben werde, um dort Ausgebombte aus Budapest und von der Fabrikinsel Csepel unterzubringen. Katalin hatte sie verständnislos angesehen. Wegen der Juden, die abtransportiert werden, hatte Piri geflüstert.

»Wir können nicht tatenlos abwarten, was passieren wird«, sagte sie entschieden und erzählte in wenigen Sätzen, was sie von Piri erfahren hatte, und bevor ihr jemand dazwischenreden konnte, fuhr sie fort: »Ich habe auch schon einen Vorschlag. Wie wäre es, wenn wir Erik vorerst auf dem Gestüt, bei Ferko, unterbringen? Dort könnte er so lange bleiben, bis abzusehen ist, wie es mit den jüdischen Bürgern weitergeht.« Sie erschrak, als sie sah, wie Erik in sich zusammensackte.

Erisa nahm Eriks Hand und presste sie an ihre Wange. »Erik zu Ferko bringen? Wie stellst du dir das vor? Was soll ich den Behörden und den Verwandten sagen, wenn sie nach Erik fragen?«

Katalin zuckte mit den Schultern. »Das wird das größte Problem sein.«

»Und Ferko?«, fragte Arpad. »Wird der zustimmen?«

»Ferko ist loyal.«

Plötzlich richtete sich Helene auf. »Wo liegt dann das Problem? Wir sagen einfach, dass Erik Erisa verlassen hat und mit einer anderen Frau ins Ausland gegangen ist.«

Augenblicklich war es wieder still im Raum. Arpad starrte vor sich hin, Katalin nestelte an ihrer Brosche. Erik blickte Erisa an, als erwartete er von ihr eine Antwort. Erisa stand auf, ging zum Fenster und schaute hinaus in die Dunkelheit. Als sie sich umdrehte, standen Tränen in ihren Augen.

»Ich kann verstehen, dass du entsetzt bist. Aber ist es dir lieber, wenn sie Erik ...«, sagte Helene.

»Wenn sie Erik *was*?«, fuhr Erisa auf.

Helene stand auf und ging zu ihr. »Überleg doch.« Sie legte ihren Arm um Erisa. »Es ist ja nur eine Notlüge.«

»Nein. Niemals.« Erisa schüttelte Helenes Arm ab.

Erik wollte etwas erwidern, doch Helene kam ihm zuvor. »Du weißt es, und wir alle wissen es, dass Erik dich nie verlassen würde.«

Erisa ging zu Erik zurück und setzte sich wieder auf die Lehne. »Das kommt für uns nicht in Frage.« Sie beugte sich zu ihm hinunter. »Nicht wahr?«

»Was bleibt uns denn anders übrig«, sagte Erik vor sich hin. »Ich werde zu Ferko gehen und bin für die anderen offiziell außer Landes. Sie ...« Er blickte zu Erisa hoch. »... werden nach Budapest fahren und sich um Tery kümmern. Und vergessen Sie nicht, sich an Imre Molnar zu wenden. Vielleicht kann er etwas tun, dass wenigstens für Tery die Auflagen gelockert werden. Und wenn Sie ihm erzählen, dass ich Sie verlassen habe, dann frisst er Ihnen aus der Hand.«

»Erik, das lasse ich mir von niemandem aufzwingen! Auch von Ihnen nicht!«

»Aber das will doch niemand«, sagte er und lehnte seinen Kopf an Erisas Arm. Erisa senkte den Kopf. Wenn er wüsste, dass sie schwanger war, dächte er über Helenes Vorschlag bestimmt ganz anders. Trotzdem wollte sie es ihm noch nicht sagen.

»Und ich werde die Verbindung zu Molnar herstellen«, sagte Arpad schnell. »Noch auf dem Heimweg werde ich ihn von der Apotheke aus anrufen.«

Da fühlte Erik, wie ein Ruck durch Erisas Körper ging. »In Ordnung«, sagte sie mit fester Stimme. »Wenn es dir gelingt, möglichst bald ein Treffen mit Molnar zu vereinbaren, kann ich vielleicht schon morgen fahren. Und du …« Sie zeigte auf Katalin. »… kümmerst dich um Erik, aber bitte unternimm nichts, bis ich wieder zurück bin.«

Schon gegen vier Uhr früh am nächsten Morgen machte sich Katalin mit ihrem Fahrrad, das sie seit Jahren nicht mehr benutzt hatte, wieder auf den Weg zu Erik und Erisa. Kischdorint lag noch in dumpfem Schlaf. Kein Laut war zu hören, nur das surrende Geräusch ihres Lichtdynamos am Vorderrad begleitete sie. »Bitte schirren Sie Laczi im Einspänner an«, sagte sie zu Anusch mit gedämpfter Stimme, dann ging sie zum Schlafzimmer. »Erisa …«, flüsterte sie und klopfte an die Tür.

»Katalin, du?«, antwortete Erisa mit schläfriger Stimme. »Was gibt es?«

»Du kannst noch liegen bleiben«, antwortete Katalin. »Es ist erst vier. Nimm den Zug am späten Nachmittag. Arpad hat mit Molnar telefoniert. Er erwartet deinen Besuch. Aber Erik muss aufstehen. Lass ihn bitte ein paar Sachen einpacken. Wir fahren heute schon los.«

Die Tür öffnete sich. »Heute schon? Hat das nicht Zeit, bis ich aus Budapest zurück bin?«

Katalin schüttelte den Kopf. »Ich habe die ganze Nacht kein Auge zugetan. Mir gehen Ödöns Worte nicht mehr aus dem Sinn.«

Erisa begann zu weinen, und plötzlich spürte sie ein leichtes Ziehen in ihrem Bauch. Sanft strich sie mit der Hand darüber.

Erik, der inzwischen auch aufgestanden war, ging zu ihr und nahm sie wortlos in den Arm.

Erisa musterte Arpads Haus am Gellertberg, als sähe sie es zum ersten Mal. War ihr die klare kubistische Form mit den strahlend weiß gestrichenen Mauern und dem dunkelblauen Geländer an der Terrasse und den Balkonen damals wirklich nicht aufgefallen? Schließlich hatte sie zwei Jahre lang hier gewohnt. Aber sie war verliebt gewesen und hatte nur mit dem Herzen gesehen …

Sie betrat das Haus und begrüßte Ilka und deren Mutter, die, seit Arpad und Helene in Kischdorint lebten, bei Ilka wohnte. Dann ging sie hinauf in ihr ehemaliges Turmzimmer, stützte die Hände auf das Fensterbrett und schaute über die Donau nach Pest. Durch die Verdunkelung wirkte es wie eine aufgelassene Gegend, gespenstisch angeleuchtet vom fahlen Mondlicht. Wie riesige Zahnstummel ragten die Bombenruinen in den Himmel. Tränen liefen ihr über das Gesicht. Lag Eriks und ihr Leben nicht genauso in Trümmern wie diese Stadt? Hoffentlich war er gut bei Ferko angekommen. »Erisa, ich liebe Sie«, hatte er ihr in der Früh zugeflüstert, bevor er sich im Gig unter den Heusäcken verkrochen hatte. Sie trocknete die Tränen, dann wandte sie sich ab und ging hinunter ins Vestibül. Sie musste Molnar anrufen.

In der Nacht wurde Pest wieder angegriffen. Vielleicht musste sie zu Fuß zum Treffpunkt gehen, deshalb machte sie sich frühzeitig auf den Weg. Punkt eins, hatte Molnar am Telefon gesagt, und sie wollte ihn auf keinen Fall warten lassen. Sie hatte jedoch Glück, die Trambahn fuhr pünktlich, und so traf sie viel zu früh im *Café New York* ein. Sie wählte einen kleinen Tisch in einer Nische und setzte sich. Dann nahm sie die Puderdose aus ihrer Handtasche, schaute in den kleinen Spiegel und schob ihren dunkelblauen Strohhut etwas tiefer in die Stirn. Sie blickte zur Straße hinaus, aber Molnar war Gott sei Dank noch nicht zu sehen. Plötzlich spürte sie eine Welle von Übelkeit in sich hochsteigen. Sie schloss die Augen und atmete tief durch. Wie sie es hasste, dieses Theaterspielen! Sie war immer dafür, geradeheraus zu sagen, was sie auf dem Herzen hatte. Verstellung war ihr fremd wie allen Csombory-Geschwistern. Aber was sollte sie machen? Wenn sie Molnar für sich gewinnen wollte, musste sie gute Miene zum bösen Spiel machen. Wenn Molnar nicht half, wer sonst? Dann war alles verloren. Sie seufzte. Wenn es doch schon vorbei wäre.

Als sie die Augen öffnete und wieder hinausschaute, sah sie Molnar kommen. Diese übertriebene Eleganz. Jede Naht perfekt. Alles zu glatt, um nobel zu wirken. Die Mittagssonne hatte den Asphalt aufgeweicht und die Luft gewellt wie gekrauste Seide. Wie vorsichtig Molnar seine Schritte setzte! Bevor er die Drehtür erreichte, verlangsamte er seinen Schritt und straffte sich, sodass seine hohe Gestalt noch größer wirkte, und erst dann trat er ein. Breit lächelnd kam er auf sie zu.

Erisa begrüßte ihn mit ernstem Gesicht. »Ich danke Ihnen, dass Sie dieses Treffen ermöglicht haben.« Sie deutete auf den Stuhl gegenüber, doch Molnar setzte sich neben sie und nahm ihre Hand.

»Erisa … Sie glauben gar nicht, wie sehr ich mich gefreut habe, als Arpad Ihren Besuch ankündigte.« Er deutete einen Handkuss an. »Sie schauen so ernst. Macht man Ihnen Schwierigkeiten?«

»Mir? Warum? Mir kann man keine Schwierigkeiten mehr machen.« Erisa entzog ihm ihre Hand. Seine Vertrautheit war ihr unerträglich. Am liebsten würde sie aufstehen und sich verabschieden.

Molnar beugte sich zu ihr hinüber. »Erik hat Ihnen sehr weh getan, nicht wahr?«, flüsterte er.

Erisa senkte den Blick und musterte Molnar durch das Geflecht ihres Hutes. Seine Stirn war gekraust. Er schien tatsächlich besorgt um sie zu sein.

»Ach, wissen Sie …« Ihre Stimme zitterte ein wenig. »Ich möchte Erik nicht verurteilen. Er hat eine Möglichkeit gesehen, ins Ausland zu fliehen. Das war wohl das Beste, was er tun konnte. Wer weiß, was hier noch alles passieren wird.«

»Einen Augenblick, bitte.« Molnar winkte den Ober herbei. »Ich darf uns doch einen kleinen Imbiss bestellen …«

»Für mich bitte nur Kaffee«, sagte Erisa schnell. Sie hatte zum Frühstück nur mit Mühe ein wenig Brot und ein Glas Milch heruntergebracht.

»Zwei Kaffee mit Milch«, sagte Molnar, dann wandte er sich wieder Erisa zu. Er schaute sie lange an, bevor er weitersprach: »Kennen Sie eigentlich die Frau, die mit Erik, ich meine, mit der Erik … Sie wissen schon …«

Erisa krallte unter dem Tisch die Finger ineinander, bis es schmerzte. »Nein, ich kenne die Frau nicht«, brachte sie mühsam beherrscht hervor. »Ich habe nie etwas bemerkt, dass es da vielleicht eine andere …«

Als der Ober kam und den Kaffee brachte, lehnte sich Molnar kurz zurück, dann beugte er sich wieder vor. »Es ist mir ein Rätsel, liebe Erisa, wie Erik Sie derart hintergehen konnte.«

»Nun, Erik hat häufig korrespondiert, aber ich habe ihn nicht gefragt, mit wem.«

Molnar nickte mitfühlend. Erisa atmete tief durch. Wie einfach es war, ihn anzulügen. »Sehen Sie, Erik hat es nicht einmal interessiert, was aus seinen Eltern und seiner Schwester wird.« Sie hob die Tasse und trank einen Schluck. Jetzt kam der entscheidende Augenblick. Wenn es ihr nicht gelang, Molnar für ihre Pläne einzuspannen, dann war alles umsonst gewesen. »Und deshalb wende ich mich vertrauensvoll an Sie.« Sie blickte ihn flehend an. »Ich möchte Sie bitten, den Reichs zu helfen.«

Molnars harte Gesichtszüge gefroren zu einer Maske. Er lehnte sich zurück und schlug einen kühlen Ton an. »Ich habe Daniel Reich vor Kurzem geraten, mit seiner Frau, Tery und Erik das Land zu verlassen. Und wissen Sie, was er geantwortet hat: *Ich kann mir nicht vorstellen, dass unsere Regierung noch weitere Repressalien gegen uns zulässt. Außerdem bin ich selbst in der Lage, meine Frau und meine Tochter zu beschützen.* Jetzt könnte es schwierig werden für die Familie, aber das hat sich Daniel Reich einzig und allein selbst zuzuschreiben.«

»Er hat es bestimmt gut gemeint. Gerade weil Daniel Reich die falsche Entscheidung getroffen hat, sollte man ihm helfen.«

»Wie denn? Schauen Sie, die Deutschen sind es, die in der Judenfrage die Vorschriften machen, und wir müssen uns fügen, weil wir Paktbrüder sind.« Molnar machte eine bedeutungsvolle Pause. »Man darf ja nicht vergessen, dass dieser Pakt für uns von nationalem Interesse ist.«

Erisa rührte ihren Kaffee um. Sie hoffte inständig, dass Molnar nicht bemerkte, wie ihre Hand zitterte. Er hatte sich mit den Deutschen arrangiert. Von ihm konnte sie keine Hilfe mehr erwarten. Wie naiv waren sie gewesen zu denken, Helenes Vorschlag mit der Maskerade könnte ihnen helfen. »Sie sind doch ein einflussreicher Mann ...«, begann sie, und mit dem Mut der Verzweiflung legte sie ihre Hand auf seinen Arm. »Können Sie nicht wenigstens für Tery etwas tun? Sie haben sie doch auf der Bühne stets bewundert. Ich würde sie so gern noch einmal sehen. Bitte, tun Sie es für Tery und für mich.« Langsam zog sie ihre Hand zurück.

Molnar blieb ernst. »Liebe Erisa, Sie wissen, für Sie würde ich alles tun. Aber was Tery angeht ...« Er machte eine Pause und trank einen Schluck Kaffee. »Sehen Sie, wir brauchen Arbeitskräfte für die Rüstungsindustrie.«

Erisa schluckte. Ihr Mund war plötzlich ganz trocken. Jetzt begriff sie, was Ödön mit dem Abtransport gemeint hatte. »Das hört sich ja so an, als würden alle Juden deportiert.«

Molnar warf einen kurzen Blick zum Ober. »Kommen Sie, Erisa, lassen Sie uns gehen.« Er legte einen Geldschein unter seine Tasse und führte Erisa hinaus. Die Sonne stand noch immer sengend im Zenit, als hätte man sie dort festgeschweißt.

»Ich kann Sie beruhigen«, sagte Molnar. »Jetzt haben wir Mitte Juni. Der Transport am siebten Juli wird der letzte sein, der Ungarn verlässt. Das hat Horthy durchgesetzt.« Langsam entfernten sie sich vom Eingang und gingen Richtung Oktogonplatz. »Die Budapester Juden sind ohnehin davon ausgenommen. Aber sie werden nicht in ihren Häusern oder Wohnungen bleiben können. Man wird sie in Schutzhäuser umquartieren, die allerdings unter dem Protektorat ausländischer Missionen stehen werden.«

»Und wir?«, fragte Erisa. »Was tun wir, um sie zu schützen? Die Juden haben den Handel und die Wirtschaft in unserem Land belebt, sind Mäzene kultureller Einrichtungen. Haben wir Ungarn das vergessen?«

Molnar schaute zu Boden.

»Wissen Sie, wie ich uns sehe?«, fuhr Erisa fort. »Wie Zuschauer in einem Theater, die mit gleichgültiger Miene verfolgen, wie der Herrscher auf der Bühne kaltblütig einen Mord ausführen lässt ...«

Als Molnar weiterhin schwieg, wiederholte Erisa ihre Bitte. »Können Sie nicht doch veranlassen, dass ich Tery noch einmal sehen kann, bevor ...« Ihre Stimme brach.

»Bitte, Erisa, beruhigen Sie sich. Sie können sich ganz auf mich verlassen. Sie werden Tery wiedersehen, morgen schon, dafür werde ich sorgen.« Er lächelte breit. »Aber auch Sie müssen mir eine Bitte erfüllen. Darf ich Sie heute Abend zum Essen ausführen, zusammen mit meiner Mutter?«

Erisa nickte nur.

»Wie schön!« Molnar blickte zum Himmel. »Hoffentlich gibt es keinen Fliegeralarm.« Dann sah er Erisa an. »Wenn Sie erlauben, werden wir Sie um acht Uhr mit dem Taxi abholen.« Sie blieben stehen.

»Ich danke Ihnen sehr«, sagte Erisa nur. Sie gab Molnar die Hand, dann trennten sie sich. Auf einmal fühlte sie sich unendlich müde. Stand sie nicht mit leeren Händen da?

5

Es hatte Fliegeralarm gegeben, aber diesmal waren die Bomber-
geschwader über Budapest hinweggeflogen. Molnar hatte Erisa
während des Voralarms angerufen und bedauert, dass das
Abendessen ausfallen müsse. Erisa hatte Enttäuschung geheu-
chelt. Wie schade. Vielleicht werde es ein andermal klappen.
»Haben Sie es möglich gemacht, dass ich Tery treffen kann?«,
fragte sie mit zitternder Stimme.

»Aber natürlich, meine Liebe«, flötete Molnar.

Erleichtert atmete Erisa auf.

Sie hatte ein Taxi rufen wollen, doch die wenigen, die noch
fuhren, standen nur Diplomaten und Regierungsbeamten zur
Verfügung. Hatte Molnar nicht gesagt, er würde sie mit dem
Taxi abholen? Er musste wirklich großen Einfluss haben.

Der Hitze wegen, die schon am Morgen brütend wie eine
Glucke über der Stadt lag, suchte Erisa den Schatten der Obst-
bäume, als sie auf dem groben Kopfsteinpflaster den Gellertberg
hinunterging. Am *Gellert*-Hotel wartete sie vergebens auf eine
Fahrgelegenheit. Die einzige Trambahn, die sie sah, kam ihr von
der Franz-Joseph-Brücke entgegen und fuhr nach Buda, nicht
nach Pest.

Auf der Donaubrücke musste sie an ihre erste Dampferfahrt
mit Erik denken. *Mitten auf dem Strom, nur Sie und ich …* Wie
unbekümmert und glücklich sie damals gewesen war. Tränen
brannten in ihren Augen. Geblendet von der silbrig gekreppten
Wasseroberfläche, setzte sie ihre Sonnenbrille auf. Hinter der
Brücke ging sie der Markthalle entgegen. Sie ließ sie rechts
liegen und bog nach links in die Pester Straßenschluchten ein.
Im Gegensatz zur Baumfrische auf der Budaer Seite war es hier
stickig heiß. Auf der Schattenseite strömte muffig kalte Luft aus

den Kellerfenstern übers Trottoir. Sie brachte wenigstens an den Füßen ein wenig Kühlung.

Sie sollte Tery um elf Uhr im Kaffeehaus am Vörösmartyplatz treffen, hatte Molnar ihr gesagt und mahnend hinzugefügt: »Aber denken Sie daran, dass Tery nur bis ein Uhr Ausgang hat.« Erisa überlegte. Der kürzeste Weg wäre der durch die Vacistraße. Aber gerade die wollte sie meiden, um nicht von quälenden Erinnerungen überfallen zu werden. Doch wenn sie an der Donau entlang ginge, würde sie einen Umweg machen, und vielleicht wartete Tery schon. Drei Mal schlug eine Kirchturmuhr. Blechern hallte der Ton die Häuserfront entlang. Viertel vor elf. Sie entschied sich für die Vacistraße. Am oberen Eck blieb sie stehen. Zögernd blickte sie zur vierten Etage des kunstvoll verzierten Stadtpalastes hoch. Dort war das Reichsche Kontor gewesen. Es war kurz nach der Registrierung geschlossen worden. Und hinter dem Fenster direkt an der Ecke war Eriks Büro gewesen. Nichts ist mehr, wie es war … Wie weh das tat. Schnell ging sie am Haus vorbei, sodass ihr die Hitze Schweißperlen aus den Poren trieb.

Vor dem Kaffeehaus suchte sie alle Straßen ab, die auf den Vörösmartyplatz mündeten, aber Tery war nirgendwo zu sehen. Sie drehte sich um und ging auf den Eingang zu. Plötzlich flog ihr von der Seite jemand um den Hals, und sie fühlte, wie Tränen in ihren Kragenausschnitt rannen. »Nicht … nicht«, flüsterte sie und streichelte Terys zuckende Schultern. »Ich ertrage es nicht, wenn du weinst.«

Sie lösten sich, hielten einander aber an den Händen und schauten sich mit tränennassen Augen wortlos an. Dann gingen sie hinein und drängten sich durch das voll besetzte Café an runden Marmortischen und dunkel polierten, grün gepolsterten Stühlen vorbei, bis sie endlich im hintersten Winkel noch einen Tisch mit einem Samtsofa fanden, das wohl nur deshalb nicht besetzt war, weil dort die Luft noch stickiger war als im vorderen Teil. Erisa nahm am Fenster Platz, das bis zum Boden reichte, Tery setzte sich neben sie.

»Sag, wie geht es dir und wie geht es meinem lieben Bruder?«
Sie zwinkerte Erisa verschwörerisch zu. »… der dich ja so
schmählich verlassen hat! Stell dir vor, das war das Erste, was
Imre Molnar mir gestern nach eurem Treffen am Telefon berichtet hat.«

»Er glaubt es also.« Erisa atmete auf.

»Und ich habe nichts Eiligeres zu tun gehabt, als es den Eltern zu erzählen.«

»Deinen Vater wird die Neuigkeit bestimmt gefreut haben.«

»Wo denkst du hin!« Tery legte ihre Hand auf Erisas Arm und
strahlte sie an. Aber Erisa entging nicht, wie ernst ihre Augen
blieben. »Da hat er mir, jetzt hör gut zu, Folgendes aufgetragen:
*Herzliche Grüße an unsere liebe Erisa und an unseren Erik, und sag
Erisa, ich finde es großartig, wie sie sich verhält. Sag ihr, ich bin
stolz auf sie.*« Aufmunternd schnellten Terys fein geschwungene
Augenbrauen in die Höhe. »Na, was sagst du jetzt?«

Erisa umarmte Tery. »Das heißt, dass Papa uns verziehen hat?«

»Das hat er doch längst, nur zugeben konnte er es nicht.«

»Dann richte ihm bitte aus, dass Erik und ich ihm von
ganzem Herzen danken und dass wir erst jetzt wirklich glücklich sind.« Sie senkte den Blick und schwieg einen Augenblick
lang. »Habt ihr etwas von Edgar und Endre gehört?«

»Um alles in der Welt, wie? Die dürfen für uns doch nicht
mehr existieren.« Tery fuhr sich mit der Hand durch ihre rot-
blonden Locken. »Ich nehme an, Erik ist auf Katalins Gestüt.«

Erisa nickte nur, weil plötzlich eine Serviererin vor ihnen
stand. Erisa bestellte eine Gerbaudschnitte, ein Stück Esterhazy-
torte, zwei Schillerlocken und eine große Kanne Schokolade.

Tery stöhnte auf. »Willst du, dass mir übel wird?«

Das musste Erisa wohl eher selber befürchten. Seit sie
schwanger war, durfte sie an Torte nicht einmal denken. Mit
zwei Fingern fasste sie Terys grünes Seidenkleid in der Taille und
sagte: »Du musst unbedingt essen.« Wie fahl ihre Haut war, wie
tief ihre smaragdgrünen Augen in den Höhlen lagen. »Ich

werde, bevor wir gehen, eine Kuchenplatte zusammenstellen lassen, die nimmst du dann mit.«

Die Serviererin notierte alles und ging zur Theke. Erisa blickte ihr nach. »Mir ist gerade eine Idee gekommen«, sagte sie versonnen. »Ilkas Verlobter ist Krankenwagenfahrer, er kommt in jedes Haus. Ich werde aus Kischdorint einen Koffer mit Lebensmitteln schicken. Den soll er bei euch abgeben.«

Tery streichelte Erisas Arm. »Es gibt kaum noch etwas zu kaufen. Nicht einmal in der Markthalle. Die Bauern trauen sich der Bombenangriffe wegen nicht mehr in die Stadt.« Gedankenversunken blickte sie ins Leere. »Sag, glaubst du, dass Erik auf der Tanya in Sicherheit ist?«

»Natürlich. Dafür sorgen Ferko und …« Erisa machte eine kurze Pause. »… diese andere Frau.«

Tery schwieg. »Solange die Familie beisammen ist«, begann sie dann, »so lange gibt es immer jemanden, der einen guten Einfall hat. Aber wir, Erisa, wir sind jetzt nur noch zu dritt und können uns nirgends einen Rat holen. Wir sind vor Sorgen und Kummer schon ganz …« Terys Kinn zuckte so heftig, dass sie nicht weiterreden konnte.

Erisa küsste sie auf die Wange. »Du darfst nicht aufgeben. Alles spricht dafür, dass der Krieg nicht mehr lange dauert. Sag bitte Mama und Papa, dass Katalin und ich immer Wege finden werden, euch zu helfen.«

Mit zitternden Fingern zündete sich Tery eine Zigarette an.

»Du rauchst? Du hast doch nie geraucht.«

Tery sog den Rauch tief ein und zuckte mit den Schultern. »Ich habe ja sonst nichts mehr.«

Schweigend beobachteten beide, wie die Serviererin mit einem großen Tablett zurückkam, vorsichtig den Aschenbecher zur Seite schob, die Tassen und die Kuchenplatte auf den länglichen Tisch stellte und die Schokolade in die hohen Tassen goss und mit Schlagobers krönte. Tery drückte die Zigarette aus und gab der Serviererin den Aschenbecher. Danach begannen sie zu essen, Tery mit großem Appetit, Erisa aber probierte nur da und dort.

»Warum isst du nicht?«

Erisa lächelte. »Damit mehr für dich bleibt.«

Wie schnell die Zeit verging. Als auf der Platte nur noch die beiden Schillerlocken lagen, rückte Erisa näher an Tery heran. »Ich möchte dir etwas anvertrauen. Aber bitte, versprich mir, dass du den Eltern noch nichts sagst.«

Tery reagierte nicht.

Verwundert beugte Erisa sich vor. »Was ist?«

»Ich muss weg«, antwortete Tery mit versteinertem Gesicht.

»Warum?« Erisa legte eine Hand stützend in den Rücken und lehnte sich zurück. Wieder dieses Ziehen, genau wie vorgestern. Diesmal auch im Kreuz.

»Schau, dort«, sagte Tery und deutete mit einer knappen Handbewegung zum Eingang.

»Ich sehe nichts.«

»Eine Razzia«, flüsterte Tery.

»Was soll das heißen?«

»Die Soldaten kontrollieren die Ausweispapiere und suchen nach Leuten von uns, die gegen die Vorschriften verstoßen haben.« Sie zupfte am Oberteil ihres Kleides. Erisa erschrak. »Warum um alles in der Welt hast du denn das gelbe Ding nicht angeheftet?«

»Kannst du dir vorstellen, wie einem zumute ist, wenn man von einem Tag auf den anderen wie eine Gezeichnete durch die Straßen gehen muss? Durch Straßen, in denen man sich bisher so selbstverständlich bewegt hat, als gehörten sie einem selber.«

Erisa glaubte, ihr Herz müsse schmelzen. »Dann lass uns gehen.«

»Das geht nicht mehr«, antwortete Tery leise.

»Warum nicht?«

Nur mit den Augen deutete Tery zur Seite. »Sieh doch. Inzwischen haben sie an allen Türen Posten aufgestellt.«

»Am besten, wir verhalten uns ganz ruhig. Vielleicht kommen die nicht bis hierher.«

So teilnahmslos wie möglich schauten Erisa und Tery zum Fenster hinaus. Plötzlich kam ein offener Lastwagen auf das Kaffeehaus zugefahren. Auf der Ladefläche standen Menschen zusammengepfercht. Über ihren Köpfen war ein großes Netz gespannt. Der Lastwagen hielt direkt vor einer Frau, die ein kleines schwarz gelocktes Mädchen an der Hand führte. Zwei Soldaten, die auf einem Trittbrett standen, lockerten mit geübten Griffen das Netz, dann sprangen sie auf die Straße. Sie packten die Frau mit dem Kind, hoben beide auf die Ladefläche und zurrten das Netz wieder fest. Als sie auf dem Trittbrett standen, hob der eine den Arm, und der Laster fuhr an.

»Das Kind, das Kind …« Erisa starrte Tery an.

»Pssst! Wir dürfen nicht auffallen.«

Erisa griff sich an den Bauch. Dieses Ziehen! Sie versuchte durchzuatmen. »Warum haben sie die beiden mitgenommen?«

Tery schaute auf ihre Armbanduhr. »Es ist halb zwei. Deshalb.«

»Um Gottes willen. Wir haben die Zeit ganz vergessen. Warum hast du nichts gesagt?« Gestern Abend hatte sie noch gedacht, dass Molnar übertrieb, als er Terys Ausgehzeit so auffallend betonte.

Tery zuckte nur mit den Schultern.

»Ihre Ausweise bitte!«, sagte jemand auf Ungarisch.

Erisa und Tery blickten auf. Vor ihnen standen zwei ungarische Gendarmen mit Federbusch am Csako und zwei Soldaten in feldgrauer Uniform.

»Ausweise! Ausweise!«, befahl einer der Soldaten auf Deutsch.

Tery tastete neben sich das Sofa ab, als suche sie ihre Handtasche, dabei hatte sie sie zwischen Erisa und sich auf den Boden gestellt. Erisa begann in ihrer Handtasche herumzukramen. »Wo steckt er nur? Wo steckt er nur?«, murmelte sie in fließendem Deutsch, in der Hoffnung, dass sie damit die Soldaten beeindruckte. Vielleicht gingen sie dann ja weiter.

Ein Feldgrauer deutete auf Tery. »Und Ihr Ausweis? Wo bleibt der? Los, los!«

Erisa begann zu zittern. Ihr wurde heiß und kalt. Was war mit ihr? Plötzlich durchzuckte sie ein heftiger Schmerz, und vor ihren Augen verschwammen die Uniformierten zu gewellten Linien, verschmolzen mit den sitzenden Besuchern und dem Interieur zu einer dunklen Masse. Dann löste sich alles in grauem Nebel auf.

Irgendwann spürte Erisa etwas Kühles auf ihrer Stirn. Sie schlug die Augen auf und blinzelte. »Wo bin ich?«

»Hier, im Café.« Die Serviererin beugte sich über sie. »Bleiben Sie ruhig noch liegen.«

»Sind die noch da?«

»Die Gendarmen und die Soldaten? Die sind weg.«

»Und wo ist Tery? Meine Schwägerin?«

»Ich habe sie durch die Samtportiere dort …« Die Serviererin deutete mit dem Kopf zur Seite. »… in die Teeküche geschickt. Von dort wird jemand sie wegbringen.«

Erisa wollte aufstehen. »Ich muss zu ihr …«

»Ruhig, ruhig«, sagte die Serviererin, das Gesicht dem Fenster zugewandt. Dann richtete sie sich auf. »Jetzt ist der Krankenwagen da.«

Warum meldete sich Erisa nicht? Warum rief sie nicht bei Ernö in der Apotheke an? Wartete sie, bis sie etwas über Tery berichten konnte? Katalins Unruhe wuchs mit jeder Stunde. Sie saß in ihrem Schaukelstuhl und nestelte an ihrer Türkisbrosche. Sollte sie vielleicht selber in Budapest anrufen? Aber vielleicht beunruhigte sie Erisa damit nur. Energisch, wie es ihre Art war, stand sie auf. Ach was! Wozu lange überlegen? Sie würde heute noch nach Budapest fahren und selber nach Erisa sehen. Wenn sie sich beeilte, erreichte sie noch den Nachmittagszug.

Als sie in Budapest eintraf, sank ihre Zuversicht in sich zusammen. Ruinen und Soldaten, wohin sie schaute, aber keine

Fahrgelegenheit zum Gellertberg. Verloren stand sie mit ihrem braunen Lederköfferchen vor dem Westbahnhof. Plötzlich sah sie, wie eine Mietkutsche im Zuckeltempo auf das Hauptportal zugerollt kam. Der gehört mir, dachte sie entschlossen. Doch noch ehe sie den Fiaker erreicht hatte, war dieser von Reisenden umringt, die dem Kutscher ihre Ziele nannten.

»Kutscher! Zwei Sack Hafer …«, rief Katalin von ganz hinten, einen Arm in die Höhe schwingend, »… wenn Sie mich auf den Gellertberg bringen.«

Der Mann stieg vom Bock und bahnte sich mit schwerfälligen Schritten einen Weg durch die Menschentraube. »Habe ich richtig gehört? Zwei Sack Hafer?«

»Den müssen Sie sich aber bei mir auf der Puszta abholen«, sagte Katalin. Sie zog aus ihrer Handtasche ein kleines Notizbuch, riss ein Blatt heraus und schrieb mit einem Bleistift ihren Namen, dazu Ort, Straße und Hausnummer auf, dann hielt sie den Zettel dem Kutscher hin.

Der nahm ihn an sich. »In Ordnung.«

Erst als die Kutsche die Serpentinen den Gellertberg hinauf nahm, vorbei an unversehrten Villen in blühenden Gärten, wich die Anspannung von ihr. Jetzt freute sie sich, dass sie Erisa überraschen konnte. Ob sie wohl zu Hause war? Oder unten in Pest? Einerlei. Wann immer sie einander trafen, eine Überraschung würde es ganz gewiss werden.

Als Katalin das niedrige Holztor aufschob, kam ihr Ilka entgegengelaufen und knickste.

»Guten Tag, mein Kind. Ist meine Schwester da?«

»Ja, natürlich. Die gnädige Frau ist oben.«

Katalin stutzte. Warum kam Erisa nicht selber? Ohne weiterzufragen, ließ sie Ilka und ihr Köfferchen stehen und ging ins Haus. Drinnen wurde sie von Ilkas Mutter empfangen, die sie, über »so ein Unglück« jammernd, hinauf ins Schlafzimmer geleitete.

Als sie Erisa sah, blass im Gesicht, die Hände weiß wie das

Linnen, auf dem sie lag, und bemerkte, dass sie auf ihr Kommen überhaupt nicht reagierte, wusste sie, dass etwas Tragisches geschehen war. Sie setzte sich auf die Bettkante und blickte die Unglückliche besorgt an. Unvermittelt begann Erisa zu schluchzen. Katalin strich ihr das Haar aus der Stirn und ließ sie weinen. »Ihr werdet bestimmt noch Kinder haben können.« Sie seufzte. »Was für unselige Zeiten …«

»Ich wüsste so gern, ob Tery gut nach Hause gekommen ist«, sagte Erisa mit matter Stimme.

»Von wo nach Hause gekommen?«

»Aus dem Kaffeehaus, wo es passiert ist.« Wieder liefen Tränen über Erisas Gesicht.

»Hat sie noch nicht angerufen?«

Erisa schüttelte nur den Kopf. Plötzlich glitt ein Lächeln über ihr Gesicht. »Papa hat mir durch Tery ausrichten lassen, dass er stolz ist auf mich.«

»Also hat er euch verziehen.«

Mit einem Taschentuch trocknete Erisa ihre Tränen. »Wenn man ihnen nur irgendwie helfen könnte.«

»Um Tery und deine Schwiegereltern werde ich mich kümmern. Ich werde hingehen. So kann ich mich am besten davon überzeugen, wie es um sie steht.«

»Aber bitte sei vorsichtig.«

Katalin nickte. »Und nun versuch zu schlafen. Morgen kannst du mir alles erzählen. Wenn du es schaffst, dann fahren wir am Mittwoch zurück nach Kischdorint.«

Am nächsten Morgen, nach dem Frühstück mit Erisa, ließ Katalin von Ilkas Mutter Lebensmittel in ein Einkaufsnetz packen. Ein Einkaufsnetz ist unverdächtig, überlegte sie.

Von der Markthalle aus fuhr Katalin mit der Metro zum Andrassyweg. Mit einem Zettel in der Hand ging sie an einer langen Reihe von Stadtpalästen und Villen entlang. Gott sei Dank war auch hier nichts zerstört. Aber die Hausnummer, die sie suchte, konnte sie nirgends finden. Hatte sie vielleicht die falschen Zahlen notiert, oder sollte sie lieber auf der anderen Straßenseite suchen? Ein Stück weiter oben stand noch ein Haus. Bis dorthin wollte sie noch gehen. Auch hier war kein Nummernschild zu erkennen. Stattdessen prangte ihr ein grob gemalter gelber Stern von der taubengrauen Hauswand entgegen, wie das Abziehbild von einem Ungeheuer. Zutritt verboten! Das musste es sein. Sie blickte zurück, ob ihr jemand folgte, doch der Boulevard war wie ausgestorben. Sie würde einfach hineingehen. Und sollte sie drinnen jemand Fremdem begegnen, dann würde sie sagen, sie habe sich in der Hausnummer geirrt. Den gelben Stern? Den habe sie nicht gesehen. Sie sei sehr kurzsichtig. Entschlossen drückte sie auf den Klingelknopf. Kurz darauf tauchte am Fenster neben der Haustür ein Gesicht auf. Dann wurde die Tür aufgerissen.

»Katalin, du?«, rief Tery und lief ihr entgegen. Schluchzend fiel sie ihr um den Hals.

»Wie beruhigend, dich zu sehen. Erisa macht sich große Sorgen um dich«, sagte Katalin.

»Und Erisa? Wie geht es ihr? Ihr war im Kaffeehaus schlecht geworden, und ich konnte ihr nicht helfen ...« Tränen liefen über Terys Wangen.

»Es geht ihr schon wieder ein wenig besser.« Katalin bemühte sich um ein Lächeln. »Aber das ist ein lange Geschichte ...«

Ruckartig trat Tery einen Schritt zurück. »Komm, lass uns hineingehen, bevor uns jemand sieht.« Sie ging schnell vor zum Zaun, blickte die Straße hinauf und hinunter, dann gingen sie gemeinsam auf die breiten Stufen zu. Katalin gab ihr das Einkaufsnetz.

Als sie das Vestibül betraten, tauchten in einer der hohen Flügeltüren zwei Gestalten auf. Blass und Schulter an Schulter standen sie da. Die Frau mit Handtasche und im Staubmantel, der schlabbernd an ihr herunterhing, als wäre er zwei Nummern zu groß, und der Mann mit einem Koffer in der Hand.

»Meine Eltern«, sagte Tery. »Und das ist Katalin, Erisas Schwester.«

Margit Reich ließ ihre Handtasche fallen und ging mit offenen Armen auf Katalin zu. »Endlich, endlich lernen wir dich kennen, aber unter welch traurigen Umständen.« Sie begann zu weinen.

Katalin umarmte sie. »Aber gerade zur rechten Zeit.«

Daniel Reich trat hinzu, und die Frauen ließen einander los. Ein Zittern schüttelte seinen Körper, als er Katalins Hand nahm. »Küss die Hand, liebe Katalin«, sagte er, über ihre Hand geneigt, dann richtete er sich wieder auf. »Ist es denn noch notwendig, das Kennenlernen, meine ich? Kennen wir einander nicht seit vielen Jahren, seit Erisa und Erik uns bewiesen haben, wie unverbrüchlich ihre Liebe ist?«

Katalin neigte den Kopf zur Seite und lächelte ihn wissend an.

Er zeigte auf den Koffer, den er in der Tür abgestellt hatte. »Als es klingelte und Tery zum Tor lief, dachten wir, man holt uns ab. Du musst wissen, wir sind immer bereit zu gehen.«

Nach Worten suchend, blickte Katalin von Daniel zu Margit Reich. Jeder Trost würde jetzt wie eine Lüge klingen. Tatenlos musste sie zusehen, wie man anderen bitteres Leid zufügte. »Ihr werdet nicht gehen müssen«, sagte sie schließlich mit fester Stimme. »Wie BBC meldet, sind die Deutschen an allen Fronten auf dem Rückzug.«

»Hoffentlich hast du recht«, sagte Margit Reich. »Wir haben ja kein Radio, keine Zeitung mehr. Aber warum stehen wir hier herum? Bitte, meine Liebe, komm.«

Hinter einer der hohen Türen lag Margit Reichs Zimmer, in dem sie sich tagsüber aufhielt und in dem sie früher immer Besuche empfangen hatte. Katalin wurde zum selben Sofa geführt, auf dem Erisa während der Einladung zum Tee gesessen hatte.

»Tery, bitte bring die Lebensmittel in den Eisschrank«, sagte Katalin, während sie sich setzte.

Tery hob das Netz an, das sie noch immer in der Hand hielt. »Herzlichen Dank für die schönen Sachen. Aber in den Eisschrank? Uns werden seit Wochen schon keine Eisstangen mehr geliefert. Unser Eisschrank ist jetzt …« Sie lachte auf. »… genau wie auf dem Lande der Keller.« Dann ging sie hinaus.

»Wie geht es deiner lieben Familie?«, fragte Daniel Reich und setzte sich Katalin gegenüber.

»Ich kann nicht klagen. Alle sind gesund und bisher nicht in Gefahr. Aber ob das so bleibt?«

»Warum soll das nicht so bleiben?«

Katalin nestelte nervös an ihrer Türkisbrosche. »Ich werde dir gleich sagen, warum. Weil es leider auch in meiner Familie einen gibt, der …« Katalin ließ die Brosche los und fuhr sich mit den Fingern schräg über die Brust, »… der zu dieser verbrecherischen Organisation gehört. Das ist auch der Grund, weshalb ich Erik aufs Gestüt gebracht und nicht in meinem Haus versteckt habe.«

»Hast du denn nicht daran gedacht, in welch große Gefahr du dich begibst, wenn du Erik versteckst?«

Lächelnd, als handelte es sich um eine Bagatelle, winkte Katalin ab.

»Ob wir dir das je danken können, was du für Erik tust?«, fragte Margit Reich.

Tery kam herein, stellte eine Kanne und Tassen auf den Teetisch und goss ein, dann ließ sie sich in einen Sessel fallen. »Ich kann es noch immer nicht fassen! Wir haben Besuch. Ich bin vor Freude ganz erschöpft.«

»Nicht nur vor Freude, mein Kind«, sagte Katalin, nahm ihre Tasse und trank. »Und nicht nur du. Ihr alle seid erschöpft.«

Margit Reich nickte. »Allmählich verlassen uns die Kräfte.«

Tery beugte sich vor. »Aber jetzt erzähl uns von Erisa«, sagte sie aufgeregt.

Katalin nickte, und dann berichtete sie, was im Café vorgefallen war.

»Erisa war schwanger? Die Arme! Sie muss ja todunglücklich sein.« Margit Reich schüttelte entsetzt den Kopf.

»Das ist sie. Aber wenn sie erst wieder bei ihrem Erik ist, wird sie über den Verlust des Kindes hinwegkommen, da bin ich ganz sicher.«

»Wenn ich das gewusst hätte …« Tery stand auf, ging zum Fenster und sah hinaus.

Eine Zeitlang war es still im Zimmer.

Plötzlich ging ein Ruck durch Tery, und als sie sich zu den anderen umdrehte, lag ein Lächeln auf ihren Zügen. Sie setzte sich wieder und trank einen Schluck Tee.

»Alles wird gut werden. Erisa wird es bald besser gehen, und ich bin noch mal mit heiler Haut davongekommen. Ist das nicht ein gutes Zeichen?« Sie schüttelte den Kopf, als könnte sie noch immer nicht fassen, wie groß ihr Glück war. »Nicht auszudenken, wenn die Serviererin nicht so schlagfertig reagiert hätte. *Hier gibt es nichts zu sehen. Das ist Frauensache*«, hat sie gesagt, während sie Erisa die Stirn kühlte. Und als sich die Soldaten abwandten, deutete sie mit dem Kopf zum Tresen. Ich bin sofort aufgestanden, durch eine Samtportiere gegangen und war plötzlich in der Teeküche. Dort sprach mich eine Frau an. *Hat die Serviererin Sie geschickt?* Ich nickte. Da packte sie mich am Arm, schob mich in eine Kammer, deren Regale mit Vorräten vollgestopft waren, und schloss die Tür von außen ab. Mein Herz pochte wild. Saß ich in der Falle? Ich kann nicht sagen, wie lange ich in dieser Kammer war. Irgendwann knackte das Schloss, die Tür ging auf, und vor mir stand ein junger Mann, der von oben bis unten mit Mehl bestäubt war. *Ich bin der Mehllieferant. Kommen Sie*, hat er gesagt.« Tery lächelte schwach. »Und als ich hier ausstieg, war auch ich ganz weiß von dem vielen Mehl.«

»Was man euch zumutet, ist unfassbar«, sagte Katalin.

»Weißt du, das ist nicht das Schlimmste. Wenn wir nur endlich wüssten, ob wir bleiben können oder ob wir gehen müssen«, sagte Daniel Reich. Auf einmal verschwand die

Freude, die wie ein warmer Schimmer auf den Gesichtern von Margit Reich und Tery lag, als ginge draußen die Sonne unter.

»Molnar hat zu Erisa gesagt, dass der Transport am …«, sagte Katalin.

»Ich weiß. Wir sind bestens informiert. Aber ob dieser Eichmann Wort hält?« Daniel Reich zuckte mit den Schultern.

»Es kann nicht mehr lange dauern«, setzte Katalin leise hinzu. Dann erzählte sie, dass deutsche Stabsärzte in Kischdorint in drei Schulgebäuden Lazarette einrichten wollten. »Sie müssen mit vielen Verwundeten rechnen.«

»Woher weißt du das?«

»Mein Sohn Arpad hat im Rathaus dolmetschen müssen. Zuerst war ich entsetzt, dass er da hineingezogen wurde, aber dann habe ich mir gedacht …« Katalin lächelte vielsagend. »… wer weiß, wozu dieser Kontakt noch gut sein kann.« Doch aufmuntern konnte sie die Reichs, das sah sie gleich, auch dadurch nicht. Im Gegenteil. Wieder kam Margit Reich auf Erisas Unglück zurück und begann zu weinen.

»Weine nicht.« Daniel Reich neigte sich seiner Frau zu. »Vielleicht ist es besser so. Eine Schwangerschaft ist in unserer Lage denkbar schlecht. Ich …« Er brach ab und drückte, indem er Daumen und Mittelfinger an die Nasenwurzel legte, seine Tränen weg. »Erisa und Erik werden bestimmt noch Kinder haben«, fuhr er mit brüchiger Stimme fort.

Bevor sie ging, fragte Katalin: »Wie kann ich euch am besten helfen, solange ich noch in Budapest bin?«

»Dein Besuch war Hilfe genug«, antwortete Margit Reich. Sie umarmten sich im Vestibül, aber Daniel Reich sagte: »Bitte keinen Abschied.«

Abrupt drehte er sich um und schob seine Frau und seine Tochter zurück ins Zimmer. Katalin verstand und verließ mit wundem Herzen das Reichsche Haus.

6

Erik ging in seine Kammer, die nicht nur der Sonne wegen abgedunkelt war, knöpfte seine Tweedjacke auf, setzte sich auf sein Bett und wartete. Endlos zog sich die Zeit dahin. Er hatte erst beim Frühstück erfahren, dass Ferko mit dem Landauer in die Stadt gefahren war, um Erisa und Katalin vom Bahnhof abzuholen. Katalin hatte von Budapest aus bei ihrem Bruder Ernö angerufen, wann sie und Erisa in Kischdorint ankommen würden, und der hatte dafür gesorgt, dass Anusch sich auf den Weg zur Tanya machte, um Ferko Bescheid zu geben, dass er am Bahnhof sein sollte. Am liebsten wäre Erik mitgefahren, um Erisa noch früher zu sehen. Um ihr zu sagen, wie er um sie bangte und wie er sich danach sehnte, sie wieder in den Armen zu halten. Er stützte seine Ellenbogen auf die Knie, legte seinen Kopf in die Hände und starrte in den Lichtstreifen, der zwischen Tür und Türrahmen ins Zimmer drängte und der ihm jetzt wie eine Aureole erschien. Brachte Erisa Neuigkeiten aus Budapest mit? Wie mutig sie sich für Tery einsetzte. Was hatte sein Vater damals gesagt: *Meinetwegen liebe sie, aber heirate sie nicht.* Was würde er jetzt ohne Erisa machen?

Endlich fuhr der Landauer vor. Erik sprang auf, ging zur Tür und legte die Hand auf die Klinke. Abrupt zog er sie zurück, als hätte er glühendes Eisen angefasst. Was fiel ihm ein? Es könnte doch irgendein Fremder dabei sein? In diesem Augenblick wurde die Tür aufgerissen, und Erisa schlang ihre Arme um seinen Nacken. Nur widerstrebend gab sie ihn frei, als Katalin eintrat.

»Ich muss leider schon wieder gehen.« Sie küsste Erik auf die Wange. »Ich will sehen, ob zu Hause alles in Ordnung ist.«

»Bitte geh zu Anusch und frag sie, ob sie allein zurechtkommt«, sagte Erisa.

»Ich werde nach ihr sehen.« Katalin ging hinaus und schob die Tür von außen wieder zu.

Erik nahm Erisa wieder in die Arme. »Ich liebe Sie. Ich liebe Sie über alles«, flüsterte er und küsste ihren Nacken. Erisa schmiegte sich so fest an ihn, dass er sie vom Kopf bis zu den Fußspitzen fühlen konnte. Er stöhnte auf, dann ließ er sich auf sein Bett sinken und zog Erisa mit. Als er begann, ihr Bein zu streicheln, hielt sie seine Hand fest. »Nicht. Es geht nicht.«

»Wir sind doch jetzt allein.«

Erisa zögerte. »Ich möchte Ihnen zuerst berichten, was sich in Budapest zugetragen hat.«

Sofort zog Erik seine Hand zurück. Dann begann sie leise zu erzählen, zuerst von Molnar und dessen Kritik an Eriks Vater. Von den Schutzhäusern und dem 7. Juli wollte sie lieber noch nichts sagen. Stattdessen berichtete sie so ausführlich wie möglich von Tery. »Und dann …« Sie seufzte. »… kam diese verdammte Razzia.« Mit Tränen in den Augen sagte sie: »Der Lastwagen mit dem schauderhaften Netz … Dieses Bild, wissen Sie, als die Soldaten die junge Frau mit dem Kind packten und auf die Pritsche hoben, das …« Sie wischte sich mit der flachen Hand die Tränen aus den Augen. »… das war zu viel für mich.« Die letzten Worte kamen nur noch flüsternd über ihre Lippen, dann lehnte sie ihren Kopf an Eriks Schulter und schwieg. Er streichelte ihr Haar.

Zögernd richtete sie sich wieder auf. »Erik, ich habe unser Kind verloren.« Es klang wie ein Schrei, dann schlug Erisa die Hände vors Gesicht.

Sanft zog Erik sie wieder an sich. »Unser Kind? Warum erfahre ich jetzt erst, dass Sie schwanger waren? Haben Sie so wenig Vertrauen zu mir, dass Sie mir ein so herrliches Geschenk verheimlichen konnten?« Tränen traten in seine Augen.

»Wenn ich es Ihnen vor meiner Abreise anvertraut hätte, dann hätten Sie niemals zugelassen, niemals, dass ich nach Budapest fahre. Dabei war es doch so wichtig, dass ich gefahren bin.« Sie löste sich von ihm und nahm sein Gesicht in ihre Hände. »Ich habe aber nicht nur schlechte, ich habe auch gute Nachrichten mitgebracht.«

Erik schüttelte den Kopf. »Für mich gibt es jetzt keine guten Nachrichten mehr.«

»Doch, doch. Stellen Sie sich vor, Papa hat uns verziehen. Er hat durch Tery herzliche Grüße ausrichten lassen. Zu Katalin hat er gesagt, dass wir bestimmt noch Kinder bekommen werden.«

»Papa hat zu Katalin …«, kam es stockend von Erik. »Hat sie mit ihm gesprochen?«

Erisa streckte sich auf Eriks Bett aus, packte ihn am Revers seines Jacketts und zog ihn zu sich herunter. »Katalin ist sogar dort gewesen.«

»Es heißt doch, dass die Judenhäuser in Budapest von niemandem betreten werden dürfen. Hat Molnar dafür gesorgt?«

»Molnar, Molnar! Vergessen Sie ihn endlich. Katalin ist einfach hingegangen. Sie kennen doch Katalin.«

Endlich konnte Erisa in Eriks dunklen Augen Freude aufleuchten sehen.

Noch am selben Tag ging Katalin zu Erisas Haus. Sie wollte gerade den Schlüssel ins Schloss des weißen schmiedeeisernen Tores stecken, als ein Gendarm mit schillerndem Federbusch auf seinem Csako neben ihr stehen blieb und sie nach Herrn Erik Reich fragte.

Hastig, als hätte er sie bei einer Straftat ertappt, schob sie den Schlüssel in ihre Handtasche. »Herr Reich ist nicht da.«

»Aber er muss da sein. Seine Ausgehzeit ist abgelaufen.«

»Was wollen Sie von ihm?«

Der Gendarm zeigte ihr einen Briefumschlag und wischte mit dem Handrücken darüber.

»Was ist das?«

»Eine amtliche Verordnung.«

»Ich habe keine Ahnung, wo er ist. Geben Sie her, vielleicht meldet er sich bei mir.« Sie hielt ihm die Hand hin. Hoffentlich merkte der Gendarm nicht, dass sie zitterte.

»Den Brief darf ich Ihnen nicht geben«, sagte er mit strenger Miene. »Wissen Sie wirklich nicht, wo Herr Reich ist?«

»Nein. Und in meiner Familie weiß es auch sonst niemand. Er hat Kischdorint vor ein paar Tagen verlassen. Möglich, dass er im Ausland ist.«

Der Gendarm blickte Katalin mit großen Augen an. »Und seine Frau, ist sie mit ihm gegangen?«

»Herr Reich hat sich von seiner Frau getrennt. Sie ist zurzeit in Budapest«, schwindelte Katalin.

Der Gendarm steckte den Briefumschlag wieder ein. »Dann muss ich im Kommissariat Meldung machen.« Er salutierte und ging mit schnellen Schritten davon.

»Herr Wachtmeister! So warten Sie doch. Ich komme mit.« Katalin spannte ihren hellen Sonnenschirm auf und eilte hinter dem Gendarm her. Als sie ihn eingeholt hatte, fasste sie ihn am Arm. »Sagen Sie mir wenigstens, was in dieser Verordnung steht.« Sie hielt den Sonnenschirm so, dass auch der Gendarm, dem der Schweiß aus dem Csako über die Schläfen in den Uniformkragen lief, ein wenig Schatten abbekam.

»Das darf ich nicht.« Er zog den Brief wieder hervor und wog ihn in der Hand. »Doch wenn Herr Reich nicht mehr da ist … Aber Gott beschütze mich. Ich habe nichts gesagt.«

»Gott wird Sie beschützen, und ich werde schweigen wie ein Grab«, sagte Katalin rasch.

»Also, in dieser Verordnung steht, dass alle Registrierten am kommenden Montag mit Gepäck im Rathaushof erscheinen müssen.«

Katalin spürte, dass ihr schwindelig wurde. Sie schloss die Augen und atmete tief durch. Das also hatte Ödön mit dem Abtransport gemeint. Erik war in großer Gefahr. Sie musste sofort mit Arpad reden. Sie murmelte »Danke schön« und steuerte direkt auf das Rathaus zu.

Als sie die Tür zu Arpads Büro öffnete, blieb sie wie angewurzelt stehen. Herr im Himmel! Ein deutscher Offizier. Was wollte der bei ihrem Sohn? Der war doch nicht etwa wegen Erik oder Erisa da?« Auf einmal flimmerten schwarze Punkte, tanzend wie ein Mückenschwarm, vor ihren Augen. In ihren Ohren sauste es. Dann fühlte sie sich von vier Männerhänden gepackt und auf einen Stuhl gesetzt. Als sie wieder zu sich kam, hielt der Offizier ihr Handgelenk. Ein fachmännischer Griff. Sie musterte den Deutschen. Ob das dieser Doktor Lohmann war, der so gern Ungarisch lernen wollte?

»Möchtest du mir den freundlichen Herrn nicht vorstellen?«, fragte sie Arpad.

»Entschuldigung!« Arpad errötete. »Darf ich vorstellen? Das ist meine Mutter, Frau Katalin Csombory. Und das ist Doktor Lohmann, der hier in Kischdorint ein Lazarett leiten wird.«

Also doch! Plötzlich kam ihr eine Idee. Wie günstig! Diesen Zufall musste sie unbedingt nutzen. Ungarisch lernen könnte er auch in ihrem Haus. Und sie könnte ihn einladen, mit ihr auf ihre Tanya zu fahren und ihr Gestüt zu besichtigen. Andererseits, wenn sie zu einem deutschen Offizier Verbindung aufnahm, musste sie sich womöglich eines Tages dafür verantworten ... Daran wollte sie jetzt nicht denken. Sie richtete sich auf. Auf Deutsch, wenn auch mit ungarischem Akzent, sagte sie zu Arpad: »Ich mache mir Sorgen um Erisa.«

Arpads dunkle Augenbrauen schnellten hoch. »Sorgen um Erisa?« Sie war doch heil zurückgekehrt, dachte er.

Katalin streifte mit der Schuhspitze unauffällig sein Bein, damit er nicht weiterfragte, dann blickte sie zu Doktor Lohmann. »Meine Schwester ist in einer schwierigen Lage. Sie hat vor Kurzem ihren Mann verloren.«

»Wie tragisch. Das tut mir leid.«

»Sie wollte sich auf unserem Gestüt erholen, aber wie mich mein Verwalter wissen ließ, geht es ihr nicht gut. Also muss ich sie nach Hause bringen.« Dann wandte sie sich wieder an

Arpad. »Ich muss unbedingt heute noch aufs Gestüt und weiß noch nicht, wie …« Sie machte eine Pause, als überlegte sie. »Notfalls muss ich halt die fünf Kilometer zu Fuß gehen.«

Arpad hatte Mühe, seine Verwunderung zu unterdrücken. Was redete seine Mutter nur für einen Unsinn? Worauf wollte sie hinaus? Jetzt verstand er überhaupt nichts mehr.

»Fünf Kilometer zu Fuß, das dürfen Sie auf keinen Fall«, schaltete sich Doktor Lohmann ein. »Aber wenn Sie erlauben, dann fahre ich Sie hin. Es ist zwar nur ein Militärfahrzeug, aber dafür rollt es über Stock und Stein.«

»Das kann ich nicht annehmen«, antwortete Katalin mit gespielter Bescheidenheit.

»Das wäre wirklich kein Problem für mich.«

»Ja, dann danke ich, Herr Doktor.« Das ging ja schneller, als sie zu hoffen gewagt hatte. »Vielleicht möchten Sie sich bei dieser Gelegenheit meine Pferde ansehen?«

»Mit Vergnügen. Ich reite leidenschaftlich gern«, antwortete Lohmann. »Meine letzte Visite beginnt um halb zwei. Reicht es, wenn wir um halb vier losfahren? Vorausgesetzt, dass Sie sich bis dahin wohler fühlen.«

Katalin stand auf. »Es geht schon wieder. Wissen Sie, das war nur ein kleiner Schwächeanfall. Die Rückreise aus Budapest und jetzt die Mittagshitze. Also gut«, beeilte sie sich hinzuzufügen, »dann um halb vier.« Sie blickte Lohmann freundlich an. »Ich weiß wirklich nicht, wie ich Ihnen danken soll.«

Arpad strich sich das dunkle Haar aus seiner hohen Stirn. Er verstand noch immer kein Wort. Warum wollte seine Mutter unbedingt mit Doktor Lohmann aufs Gestüt? Dachte sie dabei denn gar nicht an Erik?

»Werden Sie mitfahren?«, hörte er den Oberstabsarzt fragen.

Mit einem schnellen Seitenblick auf Arpad antwortete Katalin: »Mein Sohn ist ein Bücher- und Briefmarkenkenner, aus Pferden und der Natur macht er sich nichts.«

»Was Briefmarken angeht, so kann ich Ihren Herrn Sohn gut

verstehen. Mit Briefmarken kann man um die ganze Welt reisen.« Er wandte sich an Arpad. »Dürfte ich Ihre Briefmarkensammlung irgendwann einmal sehen?«

Katalin nickte ihrem Sohn kaum merklich zu.

»Aber selbstverständlich, Herr Major«, antwortete Arpad daraufhin. »Jederzeit. Kommen Sie zu uns, wann immer Sie wollen.«

Lohmann schaute auf die Uhr. »Jetzt muss ich aber gehen. Erlauben Sie, dass ich Sie nach Hause fahre?«, fragte er Katalin.

Lachend antwortete Katalin, dass ihr Haus gleich neben dem Rathaus stehe. »Schräg gegenüber vom Humanistischen Gymnasium.« Nach einer kurzen Pause fügte sie hinzu: »Von Ihrem Lazarett.«

Lohmann wischte mit der Hand über seinen Uniformrock und reichte Katalin die Hand. Gemeinsam verließen sie Arpads Büro und gingen durch das hohe Treppenhaus mit den Tulipanornamenten.

»Bis später«, sagte Lohmann, lässig an seine Tellerkappe tippend, als sie unter den Arkaden standen, und entfernte sich Richtung Lazarett.

Katalin sah ihm hinterher. Was die Kischdorinter wohl sagten, wenn sie sie nachher im Auto eines Okkupanten sahen? Oh, sie glaubte sie zu hören: Wahrscheinlich bringt man die Csombory ihres Schwagers wegen in die Kreisstadt zum Verhör. Das hat sie ihrer jüngsten Schwester zu verdanken. Der war in Kischdorint ja niemand gut genug. Sie rückte ihre Türkisbrosche zurecht. Sollten sie halt reden. Um ihre Pläne zu verwirklichen, würde sie sich sogar in einen deutschen Panzer setzen.

Ihre Hochstimmung wurde allerdings rasch getrübt, denn kaum war sie zu Hause, als sich ein Amtsdiener bei ihr meldete, um ihr ein Schreiben für Frau Erisa Reich zu übergeben. Katalin nickte nur, nahm das Schreiben an sich und öffnete es, sobald der Amtsdiener sich wieder entfernt hatte. Sie setzte sich in ihren Schaukelstuhl und seufzte. Arme Erisa, was musste sie denn noch über sich ergehen lassen?

Erisa unternahm mit Erik einen kleinen Spaziergang, allerdings nur innerhalb des Gestüts. Sie schlenderten zwischen den Stallungen, dem Obst-, Gemüse- und Weingarten auf und ab, immer umgeben von der vibrierenden Stille der Puszta, die Erisa guttat. Als sie sich, wieder einmal aus der Aprikosenplantage kommend, dem Verwalterhaus näherten, stand ein grauer Kübelwagen vor den Stallungen. Rasch versteckten sie sich hinter den drei Nussbäumen, deren mächtige Kronen den Hauseingang beschatteten.

»Bisher hat sich noch niemand hier blicken lassen«, sagte Erik dicht an Erisas Ohr. Auf einmal tauchten bei den Ställen zwei deutsche Soldaten und Ferko mit drei gesattelten Pferden auf. Flott saßen die drei auf und ritten über das gelbe, sommertrockene Grasland davon. Erstaunt blickten Erik und Erisa ihnen hinterher, bis sie in der vor Hitze flimmernden Luft nur noch als ein auseinanderfließendes Scheingebilde zu sehen waren.

Als Katalin in der niedrigen Haustür erschien, ging Erisa, vor Angst ganz aufgelöst, zu ihr. Erik folgte ihr. »Was hat das zu bedeuten?« Sie zeigte in die Richtung, in der die Reiter davongaloppiert waren.

Verlegen blickte Katalin Erisa an. »Das hat eigentlich nur etwas mit meiner Voreiligkeit zu tun.«

Liebevoll legte Erik seine Hand auf Katalins Schulter.

»Na ja, ich hätte euch lieber erst verständigen sollen, bevor ich mit dem Oberstabsarzt hierherfuhr.« Dann berichtete Katalin, wie sie ihn bei Arpad getroffen und darin sofort eine Chance erkannt hatte.

»Ihn als Chauffeur zu benutzen?« Erisa war noch immer ganz aufgeregt.

»Nicht nur die. Schau, mir ist plötzlich klar geworden, dass ich durch ihn die Möglichkeit habe, etwas für Eriks Sicherheit zu tun.« Wie sollte sie es nur erklären? »Ich dachte mir, dass es ganz gut wäre, wenn man ab und zu Doktor Lohmann in seinem Wagen in Richtung Tanya fahren sieht, weil dann niemand auf die Idee kommt, dass Erik sich hier aufhalten könnte. Selbst Ödön nicht.«

Wie zu sich selber sagte Erisa: »Nehmen denn diese Verbiegungen kein Ende mehr?«

Katalin antwortete nicht.

»Und wenn er dahinterkommt, dass du ihn nur benutzt?«, fragte Erik.

»Da mach dir mal keine Sorgen. Der Oberstabsarzt wird uns eines Tages wieder verlassen, ohne zu ahnen, wie sehr er uns geholfen hat.« Katalin nickte den beiden zu. »Erik, könntest du uns eine Erfrischung besorgen?«

»Natürlich.« Erik öffnete die Tür und betrat das Innere des Verwalterhauses. Als er die Tür hinter sich geschlossen hatte, sagte Katalin zu Erisa: »Du wirst Doktor Lohmann übrigens heute noch kennenlernen.«

»Erspar mir das.«

»Das geht leider nicht. In ungefähr zwei Stunden werden du und ich mit Doktor Lohmann nach Kischdorint zurückfahren, und ich möchte dich bitten, freundlich zu sein.«

»Ich habe nicht vor, die Tanya zu verlassen.«

»Du musst aber.« Katalin schob ihre Hand in die Tasche ihres Rockes und holte einen Briefumschlag hervor.

»Was ist das?« Erisas Stimme begann zu zittern.

»Eine Vorladung.« Katalin gab ihr den Brief, den ihr der Amtsdiener ausgehändigt hatte. »Da, lies.«

Erisa überflog das Schreiben. »Wir wollen Erik lieber nichts davon sagen«, sagte sie dann. Sie faltete das Schreiben wieder zusammen, schob es zurück in den Umschlag und steckte es in die Tasche ihrer Strickjacke. Dann betraten sie die kühle Wohnstube, wo Erik schon eine Schale mit Aprikosen auf den Tisch gestellt hatte.

Die Sitze im Kübelwagen waren so hart, dass Erisa sich bei jedem Schlagloch mit einer Hand auf den Eisenrahmen stützte und mit der anderen den Bauch hielt. Warum fuhr der Oberstabsarzt über die von Fuhrwerken ausgefahrenen Wege unter den dichten Baumkronen und nicht quer durch die Puszta? Und warum fuhr er so schnell? Ob ihm auf dem Gestüt etwas aufgefallen war? Wenn Katalin wenigstens neben ihr säße, dann könnte sie mit ihr darüber reden. Auf Ungarisch. Damit dieser Lohmann nichts verstand. Aber sie musste ja unbedingt vorne sitzen. Erisa warf Lohmanns Fahrer, einem schlaksigen jungen Mann, der außen auf dem Kotflügel saß, einen misstrauischen Blick zu. Sollte er sie bewachen? Und warum spähte er andauernd in den Himmel? All das beschäftigte Erisa weit mehr als die Vorladung in ihrer Handtasche.

So wie es in dem Schreiben stand, fand Erisa sich in der genannten Amtsstube ein und sah sich zwei ungarischen Kommissaren gegenüber. Der eine hochgewachsen und mit stechendem Blick, der andere untersetzt und mit Stirnglatze. Und wo war Ödön?

Die Fragen und Antworten hatten die Zeit im Würgegriff, sodass sie sich, so schien es Erisa, überhaupt nicht mehr weiterbewegte.

»Für mich ist die Episode Erik Reich erledigt«, betonte sie immer wieder, begleitet von einem seltsamen Stimmengewirr, das vom Hof herauf in die Amtsstube drang. »Mein Mann ist ins Ausland gegangen, und zwar mit einer anderen Frau. Ich kann Ihnen nichts anderes sagen«, wiederholte sie, um Festigkeit in ihrer Stimme bemüht. Unten im Hof nahm das Stimmengewirr zu, als würde jemand das Radio lauter drehen. Was ging dort unten vor?

Gegen Mittag ließ man sie nach Hause gehen. »Sie haben bis zum späten Nachmittag Zeit zu überlegen, ob Sie nicht doch besser wäre, die Wahrheit zu sagen«, sagte der Hagere mit kalter

Stimme, und als sie Stunden später wieder im Amtszimmer erschien, fuhr er fort, als hätte es gar keine Unterbrechung gegeben. »Wir hoffen, dass Sie sich entgegenkommender sind und uns endlich sagen, wo sich Ihr Mann zurzeit aufhält.«

Erisa hatte wieder auf dem Stuhl vor seinem Schreibtisch Platz genommen. »Ich kann Ihnen leider nicht helfen. Ich habe Ihnen schon wiederholt gesagt, dass ich keine Verbindung mehr zu Herrn Reich habe«, antwortete sie gequält.

»Und wer die Frau ist, mit der Ihr Mann weggegangen ist, wollen Sie uns auch nicht verraten?«

Beinahe wäre ihr herausgerutscht, dass es diese Frau gar nicht gab. »Glauben Sie mir, die würde ich Ihnen gern nennen. Nur kenne ich sie leider nicht.«

»Also, noch mal ...«, schaltete sich der mit der Stirnglatze ein, ging um den Schreibtisch herum und postierte sich hinter Erisas Rücken.

Stunde um Stunde verging, und die Fragen und Antworten waren noch immer dieselben, und noch immer drangen aus dem Hof die Stimmen ins Verhörzimmer herein. Täuschte sie sich, oder waren sie leiser geworden? Irgendwann wurde der Hagere hinausgerufen, und als er den Raum wieder betreten hatte, beendete er abrupt das Verhör. »Sie können gehen«, sagte er nur.

Als Erisa, fast am Ende ihrer Kräfte, das Rathaus verließ, lag Totenstille über der Stadt. Selbst aus dem Hof war nichts mehr zu hören. Wo waren die Leute geblieben? Mit hängenden Schultern ging sie über den leeren Marktplatz und bog an der Klosterschule in ihre Straße ein. Ein silberner Mond, der am schwarzblauen Himmel wie in einem unergründlichen See schwamm, tauchte die Stadt in eine seidige Dunkelheit. Sie dachte an Erik. Nur noch an Erik, und sie fühlte, wie sie von stärkenden Kräften durchflutet wurde. Sie musste noch heute zu ihm zurück. Sie musste. Und diesmal sollte Anusch ihre Komplizin sein.

7

Helene saß im Schatten der Eibe und las. Stille flutete in sanften Wellen durch den Garten. Die Zeit zog sich endlos hin, begleitet vom lang gezogenen Kukuru einer Taube.

Plötzlich hörte sie das Knirschen des schmiedeeisernen Tores im Vorgarten. Sie stand auf und ging mit dem Buch unter dem Arm ins Vestibül, wo Katalin saß und häkelte. Die grünen Baumwollvorhänge waren bis auf einen handbreiten Spalt zugezogen, damit die Hitze nicht hereinbrach.

Arpad war gekommen. Helene gab ihm einen Kuss. »Was hat die Unmutsfalte auf deiner Stirn zu bedeuten?«

»Die hängt mit der Regierung zusammen und dem schmutzigen Gesicht, das sie den Juden zeigt.« Deutsche und ungarische Bewacher hätten gestern Abend die Registrierten aus dem Rathaushof durch die hintersten Gassen in die Nähe des Bahngeländes eskortiert. Dort sei ein Ghettolager errichtet worden, und ein Güterzug stehe auch schon bereit. »Das Lager und die Waggons sollen so lange bleiben, bis auch der letzte Jude aus Kischdorint dorthin gebracht worden ist. Und wenn nicht alle, die auf den Listen stehen, in den Waggons sind, ist eine große Suchaktion geplant, an der auch die hiesigen Pfeilkreuzler teilnehmen sollen.«

Katalin warf ihre Häkelarbeit in den Handarbeitskorb zu ihren Füßen. »Wie schrecklich. Diesmal dürfen Erik und Erisa wirklich nichts erfahren. Gott sei Dank ist Erisa gestern Abend gleich nach dem Verhör mit Anusch zu Erik aufs Gestüt gefahren.«

»Wir sollten uns nichts vormachen«, sagte Arpad. »Ich bin mir nicht sicher, ob Erik auf der Tanya noch in Sicherheit ist.«

Katalin sah ihn an, dann nickte sie langsam. »Vielleicht hast du recht. Ich muss mir etwas einfallen lassen.«

Helene setzte sich zu ihr. »Dieses Ghetto«, sagte sie, »kann doch nur ein Provisorium sein, oder?«

Arpad nickte. »Die Internierten müssen unter freiem Himmel kampieren. Nur für die Alten, Kranken und die Kinder wurde ein Zelt aufgestellt. Am Tag wird es zu heiß sein und nachts zu kalt. Außerdem ist das ganze Gelände von einem hohen Stacheldrahtzaum umgeben.«

»Ich verstehe das nicht. Molnar hat zu Erisa gesagt, sie brauchen Arbeitskräfte für die Rüstungsindustrie. Warum nehmen sie dann auch die Alten, Kranken und die Kinder mit?« Helene blickte zu Arpad auf.

Der lächelte schief. »Sie wollen die Familien nicht auseinanderreißen, heißt es. Ist das nicht großherzig?« Er schüttelte den Kopf. »Diese gottverfluchten Hunde!«

Katalin, die Arpad stets rügte, wenn er fluchte, blickte ihn diesmal nur schweigend an.

»Wenn man diesen Menschen doch nur helfen könnte …«, sagte Helene gedankenverloren.

»Wie willst du das denn anstellen? Schon morgen sollen sie auf die Waggons verteilt werden.«

»Wenn ich es nur wüsste …«

Am nächsten Tag fuhr Katalin aufs Gestüt. Wieder saß sie im Kübelwagen des Oberstabsarztes. War es richtig, wenn sie Erik und Erisa die Wahrheit verschwieg? Vielleicht sollte sie ihnen doch erzählen, was sich in Kischdorint zusammenbraute. Ihre Unruhe wuchs. Sie musste als Erstes mit Ferko sprechen.

Während Lohmann und sein Fahrer über die Pusztawiesen ritten, nahm sie ihren Verwalter beim Arm und zog ihn in den Stall. Dort berichtete sie ihm in knappen Worten, was sie von Arpad erfahren hatte. »Wir müssen überlegen, wo wir meinen Schwager noch sicherer verstecken können.«

»Warum soll er hier nicht mehr sicher sein«, fragte der Verwalter.

»Denken Sie an die Pfeilkreuzler. Die größte Gefahr droht jetzt von …« Sie machte eine wegwerfende Handbewegung.

»Ich weiß. Von Ödön. Diesem verdammten Bastard!«

»Ferko!«

»Ich kann ja hier«, begann er, von Katalins Rüge wenig beeindruckt, und klopfte gegen eine der Boxen, »einen Unterschlupf graben, wo Herr Erik sich verstecken kann, sobald sich jemand nähert.«

Katalin fingerte an ihrer Türkisbrosche. »Das bringe ich nicht übers Herz.«

Langsam gingen sie an der Boxenreihe entlang. Plötzlich blieb Ferko stehen und schob seinen Csikoshut mit der aufgebogenen breiten Krempe aus der Stirn. »Da kommt mir eine bessere Idee. Wir könnten Herrn Erik zu meinem Bruder schicken. Zu dem, der Bürgermeister im Grenzgebiet ist.«

»Sind sie von allen guten Geistern verlassen? In den Grenzgebieten wimmelt es jetzt von Militär.«

»Gerade deshalb wird niemand nach ihm suchen.«

Katalin überlegte. Warum eigentlich nicht? Dieser Bruder besaß eine Schafherde und eine Hütte oben auf den Almen, die von einem Schäfer bewirtschaftet wurde. Er habe häufig Gäste in der Hütte, hatte ihr Ferkos Frau kürzlich erst erzählt. Bestimmt wäre Erik dort sicherer als hier auf der Tanya.

»Wir müssen nur noch überlegen, wie Herr Erik zu meinem Bruder gelangen kann«, sagte Ferko. »Jeder, der ins Grenzgebiet fährt, muss jetzt eine Sondergenehmigung haben. Es wird streng kontrolliert.«

»Warten Sie … Ich könnte … Ja, genau …« Katalins Gesicht hellte sich auf, als hätte sie einen Haupttreffer gelandet. »Ich werde die Genehmigung über das Dekanat besorgen. Passen Sie auf …«

Als Erik und Erisa den Kübelwagen hörten, verließen sie rasch Ferkos Wohnstube, wo sie sich am liebsten aufhielten, und zogen sich in Eriks dunkle Kammer zurück, verriegelten die Fensterläden und warteten, bis Ferko kam und ihnen sagte, Doktor Lohmann sei ausgeritten. Doch anstelle des Verwalters stand auf einmal Katalin im Gegenlicht der geöffneten Tür. Erik war sogleich bei ihr, nahm sie bei der Hand, drückte mit der anderen die Tür zu und führte sie zu einem Stuhl in der Ecke neben dem Tisch.

In wenigen Sätzen wiederholte sie, was sie mit Ferko besprochen hatte.

»Wozu diese Umstände? Ich bin doch hier in Sicherheit«, sagte Erik.

»Leider nicht.« Dann erzählte sie von der Suche nach geflohenen Registrierten, den Transportzug erwähnte sie aber nicht. »Wenn die Trupps mit ihren Suchhunden in euer Haus eindringen und die deinen Geruch aufnehmen, finden sie dich überall.«

Erisa schluchzte auf und schlug die Hände vors Gesicht.

»Ich sehe schon, mir wird nichts anderes übrig bleiben, als mich auch diesmal zu fügen«, sagte Erik leise. Er fühlte, wie sich Erisas Finger in seine Schulter krallten. Seine Hand auf ihre Hände legend, fuhr er fort: »Bitte, regen Sie sich nicht auf. Wenn es so schlimm steht, dann werden wir eben gemeinsam zu Ferkos Bruder fahren.«

»Das wird nicht gehen«, sagte Katalin.

»Warum nicht?«

»Schau, es wird für mich nicht leicht sein, zwei Reisegenehmigungen zu besorgen. Eine dritte würde bei den Behörden bestimmt Verdacht erregen.«

»Für wen ist denn die zweite?«

»Ferkos Sohn aus dem Priesterseminar wird dich begleiten. Und du musst unter falschem Namen und verkleidet reisen.«

»Als Pater vielleicht?« Erik lachte bitter. Er legte seinen Arm um Erisa und schüttelte sie sanft. »Nun sagen Sie doch auch endlich was zu Katalins Idee.«

»Am liebsten würde ich zu allem Nein sagen«, flüsterte sie.

»Aber wenn Ihnen hier etwas zustößt, würde ich das nicht überleben.«

»Wartet erst einmal in Ruhe ab, ob ich meinen Plan in die Tat umsetzen kann. Vielleicht müssen wir uns ja etwas anderes einfallen lassen.« Katalin seufzte. Dann stand sie auf und tastete sich zu dem dünnen Lichtstreifen an der Tür vor. Sie hatte jetzt viel zu tun. Zuerst musste sie die Sondergenehmigungen besorgen, dann würde sie Arpad und Helene einweihen. Vielleicht sollte sie auch die Reichs informieren, wo Erik sich aufhielt. Aber wie? Und man durfte sie natürlich nicht beunruhigen. Vielleicht wusste Helene Rat. Sie, die sich am Anfang in Kischdorint so überflüssig vorgekommen war, hatte oft die besten Ideen. Ihr Vorschlag, dass Erik sich offiziell von Erisa getrennt hatte und mit einer anderen Frau ins Ausland gegangen war, hatte sich ja auch als richtig erwiesen.

Wieder saß Helene im Schatten der Eibe und las, und wieder flutete die Stille in sanften Wellen durch den Garten. Aber heute war alles anders. Es gelang ihr nicht, sich auf den Inhalt zu konzentrieren, und schließlich legte sie das Buch ins Gras. Sie schloss die Augen und lauschte, ob von irgendwoher das Kukuru einer Taube zu hören war, aber da waren wieder nur diese Stimmen, und sofort öffnete sie die Augen, damit nicht auch noch die Bilder kamen. Bilder, die ihre Vorstellung von Menschlichkeit zerstörten, und es gab nichts mehr, woran sie sich festhalten konnte. Noch immer hörte sie das Flehen der Eingeschlossenen. »Wasser ... Wasser ... Aspirin ...« Würde das nie aufhören? Selbst nachts in ihren Träumen hörte sie es, und dann sah sie sich wieder zusammen mit Wally und den Kindern zum Bahngelände gehen.

Eigentlich war es einfacher gewesen, als sie befürchtet hatte. Wally hatte die ungarischen Bewacher abgelenkt, und sie war auf die deutschen Soldaten zugegangen. Sie sei Deutsche und würde ihnen gern ein Paket für ihre Eltern mitgeben. Ob das möglich sei? Natürlich nicht umsonst. Ob sie es morgen bringen könne? Sie hatte lange mit den Soldaten geredet, und währenddessen hatten Gerö und die anderen Kinder Brot, Mineralwasser und Tabletten durch die Luken der Waggons geschoben. Am nächsten und übernächsten Tag hatten sie es wieder so gemacht.

Nie würde sie die Totenstille vergessen, die am vierten Tag über den Gleisen lag. Die Schienen blitzten ihr in der heißen Luft wie blanke Schwerter entgegen.

Erst nachdem Katalin die Reiseunterlagen für Erik und seinen Begleiter im Dekanat besorgt hatte, weihte sie Arpad und Helene in ihre Pläne ein. »Ich meine, wir sollten Daniel und Margit Reich unbedingt wissen lassen, wo Erik hingeht. Vielleicht gibt ihnen das ein wenig Trost in ihrer verzweifelten Lage.« Sie schob eine dunkle Strähne aus der Stirn. »Aber wie sollen wir das anstellen?«

»Du kannst auf keine Fall wieder nach Budapest fahren«, sagte Arpad. »Das ist viel zu anstrengend für dich.«

»Wir können doch Ilkas Verlobten noch einmal hinschicken. Das mit dem Proviantkoffer hat schließlich sehr gut geklappt«, warf Helene ein.

Arpad strahlte sie an. Seine Helene. Wieder hatte sie die beste Lösung.

»Aber wir sollten die Reichs nicht unnötig beunruhigen«, gab Katalin zu bedenken.

»Dann sagen wir einfach, dass Erik aus gesundheitlichen Gründen in die Berge gefahren ist und sich dort für unbestimmte Zeit aufhalten muss«, sagte Helene.

Arpad lächelte schief. »Hoffentlich vergisst er seine Kletterschuhe nicht …«

»Hör auf zu scherzen!«, mahnte Katalin. »Dafür ist die Lage viel zu ernst.«

Einen Tag nachdem Erik das Gestüt in Richtung Grenze verlassen hatte, holte Katalin Erisa nach Kischdorint zurück.

Schweigend saßen sie nebeneinander im offenen Kübelwagen des Oberstabsarztes. Ab und zu warf Katalin einen kurzen Blick zu Erisa, die starr nach vorn schaute. Die Arme! Wie musste sie leiden! Wieder einmal hatte sie sich von Erik trennen müssen, ohne Aussicht auf ein baldiges Wiedersehen. Katalin grübelte. Was konnte sie nur tun, um den beiden zu helfen? Erisa war immer eine starke, mutige Frau gewesen, aber jetzt war sie zerbrechlich geworden. Wie lange würde sie noch durchhalten? Sie musste dafür sorgen, dass Erisa ihren Erik wiedersehen konnte. Nur wie? Noch eine Sondergenehmigung würde sie nicht bekommen. Es musste eine andere Lösung geben. Vielleicht konnte ja Doktor Lohmann helfen. Natürlich, ohne dass er es merkte. Er müsste ein Attest für Erisa ausstellen, in dem stand, dass sie unbedingt Erholung brauchte, frische Luft, vielleicht irgendwo in den Bergen … Oder wäre das zu offensichtlich? Besser wäre es, wenn Erisa nicht allein reisen würde. Sie könnte ja Ildiko mitnehmen. Das wäre auf jeden Fall unverdächtig. Sie würde Lohmann einfach fragen. Sie sehen ja selbst, lieber Herr Doktor, wie es Erisa geht. Und die kleine Ildiko, sie ist immer so blass. Genau so würde sie es machen. Oder nein, besser noch, sie überließ das Arpad. Er und Lohmann hatten schon oft über seinen Briefmarken zusammengesessen, und die Art, wie sie miteinander verkehrten, wirkte fast freundschaftlich. Gleich nach ihrer Rückkehr würde sie mit Arpad sprechen.

»Ich würde Sie gern zum Essen einladen, lieber Herr Doktor«, sagte sie. »Haben Sie morgen Abend Zeit?«

Lohmann wandte sich um. »Vielen Dank für die Einladung. Ich fühle mich sehr geehrt.«

»Kommen Sie ruhig etwas früher. Arpad wird Ihnen sicherlich wieder ein paar Schätze aus seiner Sammlung zeigen wollen.« Dann blickte sie zu Erisa. »Du bist natürlich auch eingeladen.«

Erisa nickte ihr nur stumm zu. Dann wandte sie das Gesicht

ab und wischte sich mit der flachen Hand die Tränen von den Wangen.

Als Katalin am folgenden Abend ihre Gäste zu Tisch führte, flüsterte Arpad ihr zu, alles sei gut gegangen. Lohmann werde sich um ein Attest kümmern.

Erisa schien sich ein wenig erholt zu haben, und so ließ sie sich nichts anmerken, als sie entdeckte, dass Katalin nicht nur Lohmann, sondern auch Molnar eingeladen hatte. Wegen der Bombardierung hatte er mit seiner Mutter Budapest verlassen und sich für Kischdorint entschieden. Kaum hatte er Erisa erblickt, drängte er sich zu ihr vor und beugte sich über ihre Hand. »Verehrte Erisa, wie schön, Sie wiederzusehen.«

Erisa zwang sich zu einem Lächeln.

»Auf ein Wort, bevor wir uns dem köstlichen Mahl widmen.« Er beugte sich zu ihr und flüsterte: »Es wird Sie sicherlich interessieren, dass man die Familie Reich vor ein paar Tagen in ein Schutzhaus umquartiert hat.«

Erisa erstarrte. Um Gottes willen! Schnell drückte sie ihr Taschentuch vor den Mund.

In diesem Augenblick hob Laszlo sein Glas. »Lassen Sie uns auf die Gesundheit trinken.«

Erisa wandte sich ab, nahm mit zitternder Hand ihr Glas und stieß mit den anderen an.

Nach dem Essen bat Katalin ihre Gäste in die Gartenlaube, weil es dort kühler war als im Speisezimmer. Eine frische Aprikosenbowle stand zur Erfrischung bereit.

Lohmann bot Erisa seinen Arm. Sie gingen als Letzte über die Terrasse und schlenderten den schmalen Weg zwischen den Rosen- und Resedarabatten entlang, der Gartenlaube entgegen. Bei einer kleinen Steinfigur, einem Knaben mit einem Fantasiefisch in Händen, blieb Lohmann stehen. Vorsichtig fuhr er mit der Hand über den mit silbergrünem Moos patinierten Stein. »Er fühlt sich warm an, als lebte er.«

Erisa löste sich aus seinem Arm und sah ihn direkt an. »Haben Sie sich eigentlich schon einmal gefragt, ob Sie allen in unserer Familie willkommen sind?«

»Ehrlich gesagt, nein. Die Gastfreundschaft, die ich im Haus Ihrer verehrten Schwester erlebe, ist so großartig, dass ich mir diese Frage noch nie gestellt habe. Aber ich bin natürlich nicht so naiv, zu glauben, dass wir Deutschen überall mit offenen Armen empfangen werden.« Er schwieg einen Augenblick lang. »Alle Diktaturen machen Fehler«, behauptete er dann.

»Soll das heißen, dass Sie den Sieg der Deutschen nicht herbeisehnen?«

Lohmann sah sie eindringlich an.

»Ich verstehe.«

Erisa ging weiter, und Lohmann folgte ihr. Als sie die Laube betraten, rückte Molnar sofort zur Seite, um Erisa neben sich Platz anzubieten. Erisa beachtete Molnar jedoch nicht und setzte sich zu Wally. Lohmann nahm neben Katalin Platz und zeigte auf einen Kinderschaukelstuhl, der neben dem Eingang stand. »Was für ein hübsches Spielzeug.«

»Das hat mein Bruder Laszlo für meine Enkeltochter gebastelt«, sagte Katalin. »Möchten Sie auch so einen für Ihre Kinder mitnehmen? Sie haben doch Kinder, oder?«

Lohmann schüttelte den Kopf. »Leider noch nicht.«

»Ehrlich gesagt, ich glaube auch nicht, dass Sie je in den Genuss eines Schaukelstuhls kommen würden, mein lieber Herr Doktor. Mein Bruder steckt zwar voller Ideen, aber er braucht hundert Jahre, um sie zu verwirklichen.«

Laszlo lachte. »Übertreibe nicht, liebe Schwester. Außerdem glaube ich, dass der Herr Oberstabsarzt vielleicht nützlichere Dinge mit nach Hause nehmen möchte. Ich habe gehört, dass es in seiner Heimat allmählich nichts mehr zu kaufen gibt.«

»Herr Csombory!« Molnar sprang auf und wies mit erhobenem Zeigefinger auf Laszlo. »Wie können Sie nur so etwas behaupten!«

Erisa starrte Molnar an. Was erlaubte er sich! Wäre sie die Gastgeberin, sie würde ihn hinauswerfen.

Lohmann reagierte als Erster, und seine Stimme klang ruhig und ernst. »Herr Molnar, ich glaube, jetzt haben Sie sich im Ton vergriffen.« Er schwieg einen Augenblick lang. »Herr Csombory hat leider recht. Und ich weiß nicht einmal, ob ich je ein Kind haben werde, geschweige denn fünf, wie Herr Csombory und seine liebe Gattin.«

Molnar blickte zu Boden und setzte sich. Er nippte an seiner Bowle und beteiligte sich auch nicht am Gespräch der anderen über den Sommer in der Puszta. Schließlich, gegen Mitternacht, als die Kerzen im Kandelaber flackerten wie müde Kinderaugen, brachen alle auf, nicht ohne Katalin überschwänglich für das festliche Essen und den gelungenen Abend zu danken. Nur Molnar hielt sich abseits. Sein Blick suchte immer wieder Erisa. Als Arpad das bemerkte, ging er zu Erisa und sagte laut: »Ernö und ich werden dich nach Hause begleiten.«

Daraufhin ging Molnar zu Katalin, bedankte sich knapp mit einem Kopfnicken und verschwand in der Dunkelheit.

Nicht lange nachdem Erisa die Atteste von Doktor Lohmann erhalten hatte, erteilte die Polizeibehörde die Sondergenehmigung für einen Aufenthalt im Grenzgebiet, und schon wenige Tage später standen Erisa und Ildiko, begleitet von Katalin, Arpad und Helene, auf dem Kischdorinter Bahnhof. Arpad fand ein leeres Abteil, in dem es nach Kohlenstaub und verschwitzter Kleidung roch. Er verstaute das Gepäck im Netz und ließ das Fenster hinunter, dann drückte er Ildiko fest an sich und umarmte Erisa. »Pass nur auf das Kind auf, und sag Erik, dass wir ihn alle herzlich grüßen.«

Erisa presste die Lippen zusammen und nickte nur.

Als er zurück auf dem Bahnsteig war, hob der Schaffner die Kelle, und der Zug fuhr ruckelnd an. In Dampf gehüllt, rollte er in die weite Ebene hinein. Ildiko lehnte sich aus dem Fenster und winkte so lange, bis ihre Eltern und ihre Großmutter nur noch flirrende kleine Punkte waren.

Der flatternde Vorhang brachte etwas Kühlung ins Abteil. Erisa lehnte sich im Sitz zurück und schloss die Augen. Es war wieder einzig und allein Katalins unerschrockenem Einsatz zu verdanken, dass sie jetzt auf dem Weg zu Erik war. Sie legte eine Hand auf die Brust, damit sie ihr vor Freude nicht zersprang. Erik würde sie bestimmt fragen, was seit seiner Flucht geschehen war. Was sollte sie ihm erzählen? Den Abtransport der Registrierten, von dem Helene ihr unter Tränen erzählt hatte, würde sie auf keinen Fall erwähnen. Und dass seine Eltern und Tery jetzt in einem Schutzhaus leben mussten? Nein, auch das sollte er nicht erfahren. Seufzend öffnete sie die Augen. Ildiko schaute noch immer aus dem Fenster.

»Wenn du dich noch lange hinauslehnst, bist du bald genauso schwarz wie der Heizer.«

»Wir kommen gleich in einen Tannenwald«, rief Ildiko und setzte sich auf den Sitz gegenüber.

Erisa schaute hinaus. Die Ebene zog sich allmählich zurück, als würde sie wie eine Theaterkulisse verschoben, und der Zug dampfte durch eine sanfte Hügellandschaft. Allmählich strömte frischere Luft durchs Fenster herein. Erisa fächelte sie sich mit einer gefalteten Zeitung zu. Mitten im Wald hielt der Zug plötzlich an, und die Lok dampfte gedrosselt vor sich hin. Erisa schaute wieder hinaus. Die Tannen standen so nah, dass sie sie hätte greifen können.

Dann hörte sie eine Männerstimme. »Fliegeralarm. Bitte verhalten Sie sich ruhig. Schließen Sie die Fenster, und steigen Sie nicht aus.«

Erisa schloss das Fenster, ging zur Abteiltür und schob sie auf. Als der Mann – es war der Zugführer selbst – bei ihr ankam, sagte er: »Sie brauchen keine Angst zu haben. Hier fallen keine Bomben.« Dann tippte er an seine rote Schirmmütze und ging weiter. »Fliegeralarm …«

Erisa schob die Tür wieder zu und setzte sich zu Ildiko. Aus ihrer kleinen Reisetasche zog sie Spielkarten heraus, und beide begannen, Schwarzer Peter zu spielen.

»Du passt nicht auf!«, protestierte Ildiko.

Nein. Sie war wirklich nicht bei der Sache. Wenn dem Kind etwas passierte! Ach, wäre sie doch allein gefahren. »Das könnte dich verdächtig machen«, hatte Katalin gesagt. Besser, Ildiko fährt mit dir. Außerdem kann das Kind ein wenig Erholung gebrauchen. Schau sie dir nur an, wie blass sie ist.

Der Fliegeralarm wiederholte sich noch zweimal, und so erreichten sie den Umsteigebahnhof mit großer Verspätung. Gott sei Dank wartete der Anschlusszug zur Grenze. Er fuhr vom hintersten Gleis ab.

Erisa nahm Ildiko an der einen und ihre beiden Reisetaschen in die andere Hand. Dann gingen sie vorsichtig, weil das Bahngelände wegen Verdunklung unbeleuchtet war, auf den letzten Schienenstrang zu. Auf dem Bahnsteig standen nur wenige Menschen. Plötzlich leuchtete am hinteren Zugende ein Licht auf. Um Gottes willen! Grenzsoldaten! Sie kontrollierten. Natürlich, was denn sonst? Ferko hatte es gesagt. Erisa schluckte. Ihr Hals war auf einmal trocken wie geplättetes Leinen.

Langsam kamen die Grenzsoldaten näher. Mit einer Taschenlampe leuchteten sie die Papiere ab. Plötzlich hob sich der Lichtkegel und glitt über sie hinweg, dann zog er sich wieder zurück und legte sich über die Schienen in Richtung Bahnhofsgebäude. Die Grenzsoldaten gingen offenbar zurück. Erisa atmete auf.

»Schau, da kommt ein Zug«, hörte sie Ildiko sagen. Wie schweigsam das Kind heute war. Sonst redete es unentwegt. Hatte es vielleicht Heimweh? Oder lag es daran, dass sie selbst so einsilbig war?

Erst spät am Abend erreichten sie ihr Ziel. »Ein Zug am Morgen, wenn die Hähne krähen, und einer am Abend, wenn die Hühner schlafen gehen«, hatte Ferko gesagt. Ildiko hüpfte von einem Bein aufs andere. »Mir ist kalt.« Erisa öffnete die große Reisetasche, zog eine Wollweste heraus und hängte sie Ildiko über ihren Staubmantel. Dann nahm sie die beiden Taschen und schob ihre Nichte vor sich her in die Schalterhalle, die, gleichzeitig Durchgang und Wartesaal, nur von einer einfachen Deckenlampe beleuchtet war.

»Holt uns niemand ab?«, fragte Ildiko.

»Doch, doch. Ferko hat's versprochen.«

Erisa nahm Ildiko an die Hand und ging mit ihr hinaus. Der Bahnhofsvorplatz lag in undurchdringlicher Dunkelheit. Wieso war bei der Einfahrt des Zuges kein Bahnhofsvorsteher oder wenigstens ein Bahnwärter gekommen? Merkwürdig. Plötzlich ertönte ein Klingeln, das sich wie der Schrei eines Kauzes in der Finsternis verlor. Erisa und Ildiko gingen zurück durch den Wartesaal auf den Bahnsteig. Der Zug, mit dem sie gekommen waren, fuhr bis zu einem Prellbock und dockte an. Die Lokomotive zischte noch einmal auf, dann war es still wie auf einem Friedhof. Was sollten sie machen? Am besten, sie blieben bei ihrem Gepäck. Irgendjemand würde sicher bald kommen.

Erisa seufzte. Sie war Erik jetzt schon ganz nah. Ob er es spürte? Bestimmt hatte er vor vier Wochen auch hier gestanden, in Begleitung von Ferkos Jüngstem, mit den Papieren und in der Soutane eines der Liebe wegen aus der Kutte gesprungenen Kaplans. Auch das war Katalins Idee gewesen. »Ich habe Denesch so lange mit der Wohltätigkeit unserer Eltern traktiert, bis er mir die Sachen des Kaplans überlassen hat«, hatte sie gesagt, als sie mit einem abgewetzten Koffer auf dem Gestüt erschien.

»Ich höre Pferdegetrappel«, sagte Ildiko.

Wieder gingen sie hinaus. Kurz darauf hielt ein Fuhrwerk vor dem Durchgang.

Ein stämmiger Junge sprang vom Kutschbock. »Sind Sie die Gäste des Bürgermeisters?«

»Ja, das sind wir«, antwortete Erisa frisch und munter, als sei sie soeben aus einem erholsamen Schlaf erwacht.

»Ich bin Bandy, der Jungknecht.« Sein Herr hätte zwar von der Zugverspätung erfahren, aber dass er selber jetzt erst einträfe, läge an einem Wolkenbruch, der vor der Ankunft des Zuges niedergegangen sei.

Erisa zeigte in die Halle. Bandy holte die Reisetaschen und hob sie auf den Leiterwagen. Dann half er den Gästen auf den Bock, legte ihnen eine Pferdedecke über die Knie und rief »Hüh!« Sofort zogen die Gäule an.

Unter einem dicht bewölkten Himmel und in prickelnd kühler Luft holperten sie über eine steinige Straße dahin. Aus den Pfützen, die der Regenguss hinterlassen hatte, spritzte Wasser in fächerartigen Fontänen auf.

Sie waren nur ein kurzes Stück gefahren, als sie einen Hof erreichten. Das Tor öffnete sich wie von Geisterhand. Der Leiterwagen fuhr hinein, und das Tor schloss sich wieder. Erisa entdeckte eine Frau, die es von innen verriegelte.

Erisa und Ildiko stiegen mit Bandys Hilfe vom Bock und wurden von eben dieser Frau willkommen geheißen, die sich als die Frau des Bürgermeisters vorstellte. Es sei zwar schon spät, sagte sie, aber das Abendessen warte noch. Erisa lehnte dankend ab, doch vielleicht könnten sie warme Milch mit Honig bekommen.

»Aber gern«, sagte die Gastgeberin und brachte später die Milch in das Zimmer, in dem Erisa und Ildiko schlafen sollten. Die frisch bezogenen Bauernbetten dufteten nach Linnen und klarer Luft.

Als sie am nächsten Morgen in der Küche erschienen, stand bereits das Mittagessen auf dem Tisch. Der Bürgermeister, drahtig wie sein Bruder Ferko, forderte Erisa und Ildiko auf, sich zu ihm zu setzen. Dann nahmen auch die Bürgermeisterin und Bandy am Tisch Platz. Während sie Bohnengemüse mit viel

Sahne und Frikadellen aßen, schlug der Ortsvorsteher vor, dass Erisa und Ildiko nach dem Essen seinen Hof besichtigen und sich dann ruhig noch einmal hinlegen sollten. Der Aufstieg zur Hütte sei anstrengend und könne sowieso erst bei Dunkelheit erfolgen. »Es ist nicht notwendig, dass man Sie sieht«, schloss er und beriet mit Bandy, welcher Weg zur Hütte an diesem Abend der günstigste sei.

Irritiert blickte Erisa vom Bürgermeister zu Bandy, dessen rotblondes Haar und sommersprossiges Gesicht sie erst jetzt richtig wahrnahm. »Ist Bandy für diese Tour denn nicht zu jung?«

»Wo denken Sie hin? Dass Bandy erst vierzehn ist, sollte Sie nicht stören. Niemand kennt sich hier so gut aus wie er. Sein Großvater war Revierjäger und hat den Jungen oft mitgenommen, wenn er auf die Pirsch ging.«

Bandy lachte breit.

»Wenn das so ist, dann vertrauen wir uns Bandy gern an«, entgegnete Erisa, der im Grunde alles recht war. Hauptsache, sie konnte Erik heute Nacht noch in die Arme schließen. Plötzlich hatte sie das Gefühl, ihr seien Flügel gewachsen.

»Weiß mein Mann, dass wir kommen?«

»Erst seit heute Morgen.«

»Warum so spät?«

»Es hätte ja etwas dazwischenkommen können. Ich habe Bandy allerdings gleich in der Früh hinaufgeschickt«, entgegnete der Bürgermeister.

Gedankenversunken zeichnete Erisa mit dem rechten Zeigefinger die Tulipanornamente auf der bunten Tischdecke nach. Erik wartete auf sie, und sie konnte immer noch nicht zu ihm …

Als die Dunkelheit hereingebrochen und im Dorf Ruhe eingekehrt war, nahmen Erisa und Ildiko wieder auf dem Bock Platz. Die Bürgermeisterin hatte darauf bestanden, dass sie ihre hellen Staubmäntel gegen derbe Wolljacken tauschten, weil es hier nachts auch im Hochsommer frisch war. Sie gab ihnen eine Thermoskanne mit heißem Tee mit, band ihnen bunte Kopftücher um, wie sie die Frauen und Mädchen im Dorf trugen, und forderte sie auf, anstatt der Sommerschuhe hohe Schnürstiefel anzuziehen. »Mit feinen Stadtschuhen lässt sich schlecht wandern.«

Wie gut, dachte Erisa, dass die daheim sie jetzt nicht sahen. Und auf einmal stand Arpads schiefes Lächeln vor ihren Augen.

Das Fuhrwerk brachte sie bis zum Fuß des Hügels. Dort ließ Bandy es stehen. Der Bürgermeister, so war es abgemacht, würde es später zurückholen. Bandy ergriff Erisas große Reisetasche und wollte auch die kleinere nehmen.

»Auf keinen Fall. Das wird für dich zu schwer«, wehrte Erisa ab, was Bandy ein nachsichtiges Grinsen entlockte. »Aber bitte sehr …«

Mit der kleineren Tasche in der Hand folgte sie zusammen mit Ildiko dem Jungen auf einem schmalen Pfad zu der Stelle, wo der Aufstieg begann.

Am Anfang ging es leicht. Der Wind pfiff aus dem Tal herauf und erleichterte ihnen, den Hügel, der wie eine Heide nur mit einzeln stehenden Büschen bewachsen war, zu erklettern. Als es steiler wurde, mussten sie sich an taubenetzten Grasbüscheln festhalten, um nicht abzurutschen. Erisa schaute ab und zu besorgt zum Himmel, ob es Regen geben könnte. Doch sie sah nur Schleierwolken, die einander über das hohe Firmament jagten, als hätten sie es eilig, der Nacht zu entfliehen. Darüber aber schimmerte ein blanker Himmel, und die Sterne blinkten durch die Wolkenlücken wie poliertes Gold.

Je höher sie kamen, desto steiler wurde der Hang. Erisa atmete tief ein. Die herbe Luft, die nach Erde, Ginster und Wacholder roch, schnitt scharf wie ein Messer in ihre Nase. Ein erfrischendes Aroma, das sie die Anstrengung nicht spüren ließ. Anscheinend auch Ildiko nicht. Wie tapfer sie den Hügel nahm. Nun, wen wunderte es? Sie war ja Katalins Enkelin.

Bevor sie die Kuppe erreichten, blieb Bandy hinter zwei Wacholderbüschen stehen, die hier so hoch waren wie Zypressen. »Wir werden nicht über die Kuppe gehen. Das ist für Sie beide zu anstrengend. Wir nehmen den Weg um die Kuppe herum«, sagte er leise.

»Warum flüsterst du?«

Bandy deutete mit dem Arm zur Seite. »Sehen Sie den Grat dort drüben? Das ist die Grenze.« Erisas Blick folgte Bandys Arm. »Es wäre nicht gut«, fuhr er fort, »wenn uns die Grenzer entdecken.«

»Warum nicht? Wir haben doch eine Sondererlaubnis.«

»Ja, schon – aber die halten uns mit ihrer Fragerei nur unnötig lange auf. Vielleicht nehmen sie uns sogar mit zur Grenzstation, um Ihre Angaben zu überprüfen, und das könnte lange dauern.«

Erisa zog ein Taschentuch aus ihrer Strickjacke und wischte Ildiko und sich den Schweiß vom Gesicht. Dann füllte sie aus der Thermosflasche heißen Tee in zwei Becher und reichte einen davon Bandy, der ihn hastig leerte und zurückgab. Nachdem sie selbst ein paar Schlucke aus Ildikos Becher getrunken hatte, nahm Bandy Erisas große Tasche wieder auf und marschierte los. In einem großen Bogen gingen sie um die Kuppe herum.

Für Erisa wollte der Weg kein Ende nehmen. Als sie schließlich die Rückseite des Hügels erreichten, blieb Bandy wieder stehen. Inzwischen hatten sich die Wolken verzogen. Die Landschaft war vom Mondlicht erhellt, sodass die Hügel und Senken, die zum Bergkamm drängten, zum Greifen nahe waren.

»Auch das noch«, murmelte Bandy. »Konnte der Mond nicht warten, bis …« Plötzlich kam er ganz nah an Erisas Ohr. »Jetzt müssen wir uns beeilen.«

»Warum?«

»Wir müssen bei der Hütte sein, bevor die Patrouille …« Er deutete mit dem Kopf zum Grat. »… dort entlang kommt. Deshalb gehen wir jetzt direkt auf die Hütte zu.« Mit ausgestrecktem Arm wies er in der Senke. »Sehen Sie das kleine Licht dort unten? Das ist die Hütte. Und wenn Sie von dort ein wenig nach links schauen, dann können Sie einen hellen Fleck ausmachen. Sehen Sie ihn?«

Erisa schluckte. »Ja.«

»Das ist Schandor, der Schäfer, und hinter ihm steht der gnädige Herr. Beide in langen Schaffellumhängen, und Herr Erik hat jetzt wie Schandor einen Bart.«

Die Augen zu einem Spalt verengt, blickte Erisa in die Tiefe. Dort stand Erik. Wie gern hätte sie jetzt seinen Namen gerufen!

»Und neben Schandor und Herrn Erik steht Panna«, hörte sie Bandy flüstern. »Das ist die Tochter von Schandor. Sie führt ihm die Wirtschaft. Und der weiße Fleck am Boden, das ist Bodro, ein Kuvasz, der jetzt immer bei der Hütte bleibt, weil er auf Fremde abgerichtet ist. Bodro gibt sofort Laut, wenn sich jemand nähert.«

Entschlossen nahm Bandy nun auch Erisas kleine Tasche auf, die sie ihm diesmal widerspruchslos überließ. Erisa nahm Ildikos Hand, dann gingen sie vorsichtig los. In dieser Nacht, dachte Erisa, mussten sie diesem Bodro ein Beruhigungsmittel ins Futter gemischt haben. Nicht einen einzigen Laut gab der Hund von sich. Als nur noch ein kurzes Stück Abhang vor ihnen lag, ließ sie Ildiko los und begann zu laufen, direkt auf die weißen Flecken zu.

8

Erik warf den Pelzumhang ab, trat aus Schandors Schatten und fing Erisa auf. Weinend hielten sie einander in den Armen.

»Ich liebe Sie, ich liebe Sie über alles«, flüsterte er.

»Und was tue ich? Großer Gott! Ich lasse Sie in einer gottverlassenen Hütte verkommen. Warum habe ich Sie nicht ins Ausland geschickt?« Erschöpft legte sie ihren Kopf an Eriks Schulter.

Erik wischte sich die Tränen aus seinem kurzen Bart. »Wie haben Sie es nur geschafft, hierherzukommen?«

»Was glauben Sie wohl?«

»Katalin?«

»Diesmal hat sie sogar Lohmann eingespannt.«

Erik nahm Erisa bei der Hand und ging mit ihr zu Schandor, der inzwischen Eriks Umhang vom Boden aufgehoben hatte. Schandor hieß Erisa willkommen, dann befahl er Panna, sie solle der gnädigen Frau die Hand küssen. Doch Erisa wehrte ab und umarmte das junge Mädchen. Danach folgten alle Schandor, der, bevor er als Letzter die Hütte betrat, einen wachsamen Blick zurück zum Grat warf. Dann schloss er mit einem langen Eisenschlüssel von innen ab und schob noch ein breites Brett als Riegel quer über die Haustür.

In der großen Stube, die nach trockenem Holz, Heu und mildem Rauch aus der Herdecke roch, tranken sie heiße Ziegenmilch mit Honig.

»Willst du mit mir in meiner Kammer schlafen?«, fragte Panna Ildiko, die sich müde an Erik lehnte. Erisa musterte Schandors Tochter. Bandy hatte recht. Panna war ein hübsches Mädchen. Der dicke braune Zopf, die großen braunen Augen in einem offenen Gesicht – ihr konnte sie Ildiko getrost anvertrauen. Ildiko nickte, küsste Erisa und Erik auf die Wange und folgte Panna durch eine kleine Tür, die noch niedriger war als die Eingangstür. Dann schickten Schandor und Bandy sich an, auf den Heuboden zu steigen. Sie hatten dort ihr Nachtlager aufgeschlagen.

»Und wir? Wo schlafen wir?«, fragte Erisa und schaute sich um.

Erik ging zu einer Seitenwand, kniete sich hin und zog ein paar kurze Bretter heraus.

»Zuerst ich, dann Sie«, sagte er mit zurückgewandtem Gesicht, dann verschwand er durch die Öffnung.

Erisa folgte ihm.

»Im vorderen Teil hängen Würste, Speck und Schinken, und hier hinten liege ich auf einem einfachen Strohlager. Leider können wir kein Licht machen«, flüsterte er und zog Erisa an sich. »Das könnte man von draußen sehen. Es gibt kein Fenster in diesem Verschlag. Durch die Ritzen kommt zwar genügend frische Luft herein, aber es dringt auch jedes Geräusch nach draußen. Wir müssen also vorsichtig sein.«

Erisa legte ihren Kopf an seine Schulter. »Wenn es weiter nichts ist …«

»Bevor es Herbst wird, will Schandor mir ein neues Versteck hinter dem gemauerten Herd bauen.« Er ließ Erisa los und streifte Hemd und Hose ab.

»Ein neues Versteck?«, wiederholte Erisa, und die Angst in ihrer Stimme war nicht zu überhören. »Bis zum Herbst werden Sie die Hütte längst verlassen haben. Alles deutet darauf hin, dass die Deutschen auf dem Rückzug sind.«

Auch sie begann sich auszuziehen. Ihre Kleidung ließ sie einfach auf den Boden fallen.

Erik wartete noch einen Augenblick, und als er keine Geräusche mehr hörte, nahm er Erisa beim Arm und zog sie auf sein Lager.

»Verzeihen Sie, aber ich teile Ihren Optimismus nicht.«

Erisa krauste die Stirn. Warum klang Erik so mutlos und verbittert? Und warum lag er regungslos neben ihr, ohne sie zu berühren? Sie richtete sich auf, stützte sich auf den Ellenbogen und versuchte, in seinem Gesicht etwas zu sehen, das ihr einen Hinweis auf sein Verhalten gab. Doch außer dem Glanz in seinen Augen konnte sie nichts erkennen.

»Ich habe auf diesem Strohsack schon grauenvolle Visionen gehabt«, sagte Erik schließlich, und es klang, als spräche er zu sich selber. »Ich habe Sie im Gefängnis gesehen, die Eltern und Tery in den Fängen der Gestapo und Katalin im Dauerverhör.«

»Weil Sie geflohen sind?«

»Ja.«

»Nichts davon ist eingetroffen. Die Lügengeschichte, die wir über Sie verbreitet haben, hat ihre Wirkung nicht verfehlt. Keinem von uns wurde ein Haar gekrümmt.« Erisa schmiegte sich an ihn. Sie war sicher, dass er sie jetzt umarmte, doch er bewegte sich noch immer nicht. Verlangend küsste sie ihn auf den Mund.

»Nein, nicht«, sagte er, »Ich muss fürchterlich stinken.«

»Fürchterlich nicht. Aber exotisch nach Geräuchertem und Schafskäse«, erwiderte sie und biss ihm zärtlich ins Ohr. Sie fuhr mit der Hand über seinen Bart und dann über seine Brust, schließlich immer weiter nach unten, bis zu seinen Schenkeln.

Plötzlich hielt Erik ihre Hand fest. »Nicht auf diesem Strohsack.«

»Wo denn sonst?«

»Ich weiß nicht. Ich …« In ein paar Tagen vielleicht, wenn Erisa sich an die primitiven Zustände gewöhnt hatte, dann könnte er sich ihr nähern.

Erisa zog sie ihre Hand zurück und legte sich wieder hin.

»Haben Sie erfahren können, wie es den Eltern und Tery geht?«, fragte Erik nach einer Weile.

Erisa seufzte. »Sie mussten in ein Schutzhaus umsiedeln.«

»Vater zusammen mit fremden Leuten in einer Wohnung.« Erik schüttelte den Kopf. »Unvorstellbar.«

»Beruhigen Sie sich. Auch das wird bald ein Ende haben.«

Beide schwiegen. Schließlich sagte Erik: »Keine Nacht kann ich schlafen. Es ist ja nicht nur die Sorge um unsere Familien. Wenn ich bedenke, dass ich mich hier verstecken kann, während man meine Glaubensbrüder womöglich deportiert ...«

»Niemand wurde bisher deportiert«, sagte Erisa schnell. Sie log und log wiederum nicht. Wenigstens nicht, was die Budapester Juden anging.

»Manche gehen jetzt nachts hier über die Grenze, weil sie glauben, dass sie in Rumänien sicherer sind. Angeblich sollen dort die Juden weder deportiert noch interniert werden. Aber ob das stimmt?«

»Liebster, wir haben jetzt vier Wochen lang Zeit, um über unsere Ängste und Hoffnungen zu reden.« Erisa beugte sich zu ihm und gab ihm einen Kuss. »Halten Sie mich einfach nur fest.«

Es war schon gegen Mittag, als Erik und Erisa in der Hüttenstube erschienen. »Ich führe jetzt ein Vagabundenleben«, hatte er vor dem Einschlafen gesagt. »Am Tag faulenze ich im Bett herum, und bei Nacht streune ich mit Bodro um die Hütte.«

Alle waren um den langen Tisch mit der rauhen Maserung und den Kreuzbeinen versammelt, selbst der Bürgermeister war heraufgekommen, weil er sich überzeugen wollte, dass Bandy mit den Gästen die Hütte sicher erreicht hatte. Bevor er ging, befahl er Bandy, in der Hütte zu bleiben.

»Ich werde fleißig sein und allen zur Hand gehen«, versprach der Junge, »und aus dem Dorf alles heraufschaffen, was hier oben benötigt wird.«

Bandy musste weiße Farbe kaufen, mit der er Eriks Verschlag streichen sollte. (»Damit es in diesem Loch nicht mehr so finster ist«, erklärte ihm Erisa.) Er nahm Ildiko mit, wenn er Schandor mittags das Essen zur Herde brachte, er schnitzte ihr Wanderstöcke und kleine Flöten aus Weidenruten und zeigte ihr unten am Wildbach, wie man unter den Steinen Krebse fing.

Die Wochen im Grenzgebiet neigten sich allmählich dem Ende zu, und weil es Ildiko bei den Weidenbüschen am Bach immer so gut gefallen hatte, ging Bandy noch einmal mit ihr dorthin, um im sanften Licht des Spätnachmittags dem Tanz der silberblauen Libellen zuzuschauen. Die Sonnenstrahlen fielen dann so schräg über den Berg, dass sie nur noch die Oberfläche des Wassers streiften, wodurch die gurgelnden Kaskaden glitzerten, als führten sie Edelsteine mit sich.

Bandy schob sich einen Grashalm in den Mund, um daran zu kauen.

»Vor ein paar Jahren hat mein Großvater bei den Haselbüschen sogar einen Bären geschossen.«

»Das glaube ich dir nicht.«

Bandy spuckte den Grashalm aus. »Ich habe den Bären selber gesehen. Er war zwei Meter groß. Die Treiber haben ihn mit seinen vier Tatzen über zwei Stangen gebunden und ihn ins Dorf hinuntergetragen …« Er brach ab und legte einen Zeigefinger auf die Lippen. »Schsch, ich höre fremde Stimmen.« Er nahm Ildiko beim Arm und zog sie mit sich hinter einen Weidenstrauch.

»Sie suchen uns«, kam es leise aus einem Gebüsch bachaufwärts. Es war die Stimme einer Frau. »Ich habe eine Stimme gehört.«

»Du irrst dich«, antwortete eine Männerstimme.

Ildiko klammerte sich ängstlich an Bandys Arm.

»Das sind bestimmt Leute, die heute Nacht über die Grenze gehen wollen«, flüsterte er ihr ins Ohr. »Komm, wir schleichen uns weg.«

In diesem Augenblick hörten sie Schritte, die von einem Klirren begleitet wurden.

»Das sind die Grenzer«, murmelte Bandy.

Plötzlich bog eine heftige Windböe die Weidenbüsche auseinander, und die Kinder konnten sehen, wer sich nur wenige Meter von ihnen entfernt versteckte: Ein Mann und eine Frau knieten am Boden und hielten einander fest umschlungen.

»Bis hierher habe ich sie mit dem Feldstecher verfolgen können«, sagte einer der Grenzer, die inzwischen bei den Büschen angekommen waren. »Hier irgendwo müssen sie sein.«

»Am besten, wir stechen mit unseren Bajonetten in die Weiden, dann werden wir ja sehen, ob hier jemand ist«, schlug ein anderer vor.

»Ich gebe hier die Anordnungen und nicht du«, bellte eine tiefe Stimme.

»Das war Joschka, der Patrouillenführer«, flüsterte Bandy.

»Kommen Sie mit erhobenen Händen raus!«, befahl Joschka.

Vorsichtig spähten Bandy und Ildiko durch die Weidenruten. Eine Frau verließ in gebückter Haltung, die Hände auf ihrem flammend roten Haar, das Versteck, gefolgt von einem Mann in schwarzem Hut und Mantel mit Vollbart und Ringellocken.

»Was machen Sie hier?«, herrschte Joschka sie an.

»Bitte, tun Sie uns nichts. Wir haben gestern unsere beiden kleinen Söhne über die Grenze bringen lassen und wollen zu ihnen«, antwortete der Mann.

»Wissen Sie denn nicht, dass ein unerlaubter Grenzübertritt strafbar ist?«

Da begann die Frau zu weinen. »Bitte, lassen Sie uns gehen. Unsere Kinder warten jenseits der Grenze bei wildfremden Leuten auf uns.«

Joschka verzog keine Miene. Der Mann faltete die Hände und hielt sie Joschka bittend entgegen, man möge doch wenigstens seine Frau gehen lassen. Er selber folge den Herren Feldwebeln gern auf die Grenzstation.

»Sie werden uns sagen müssen, wer Ihre Kinder über die Grenze geschmuggelt hat. Wenn Sie sich weigern, werden wir so lange von der Peitsche Gebrauch machen, bis Sie reden.«

Der Mann nahm seinen Hut ab. »Ich bitte Sie innigst, uns nicht auszupeitschen. Und wenn, dann bitte nur mich.«

»Wer hat Ihnen die Reiseerlaubnis hierher erteilt?«

»Das wissen wir nicht. Ein Verwandter hat sie besorgt.«

»Nennen Sie uns seine Adresse!«, befahl Joschka.

»Das nützt nichts mehr. Er ist in der vergangenen Nacht mit unseren Söhnen über die Grenze gegangen.«

»Sie sind beide festgenommen.«

Die Frau schluchzte auf und fiel auf die Knie. »Bitte. Haben Sie Mitleid!«

Der Mann zog seine Frau hoch. »Hast du nicht gehört, wir sind festgenommen. Man wird uns fesseln und wie Verbrecher abführen. Und als Verbrecher haben wir kein Recht, etwas zu erbitten.«

»Komm«, flüsterte Bandy. »Höchste Zeit, dass wir zurückkehren.«

Er griff die zitternde Ildiko am Arm und wandte sich um.

»Ja, wen haben wir denn da?«, ertönte plötzlich Joschkas Stimme hinter ihnen. Noch immer in der Hocke, drehten Bandy und Ildiko sich um. »Den lieben Bandy und ein fremdes Kind.« Er machte ein paar Schritte auf die beiden Kinder zu. »Steht auf, wenn ich mit euch rede!«

Bandy richtete sich langsam auf und legte den Arm um die zitternde Ildiko.

»Willst du etwa das Ehepaar und das Kind über die Grenze bringen?«

»Was fällt dir ein?« Bandy reckte das Kinn vor. »Was glaubst du, was mein Herr, der Bürgermeister, dazu sagen würde?«

Ildiko schaute Bandy mit weit aufgerissenen Augen an. Hatte er denn keine Angst vor diesem starken Mann?

»Ist das Ihre Tochter?«, fragte Joschka die Frau.

Seine Kameraden hatten sich mit den Festgenommenen hinter Joschka postiert. »Der Gerechte soll das Kind behüten. Ich habe Ihnen doch gesagt, dass wir zwei Buben haben«, sagte der Mann.

»Lügen Sie mich nicht an!«, sagte Joschka streng.

»Bitte, lassen Sie das Mädchen in Ruhe. Es hat nichts mit uns zu tun«, sagte die Frau und schlug die Hände vors Gesicht.

»Stimmt das?«, fragte Joschka und sah Bandy streng an.

Doch der ließ sich nicht einschüchtern. »Mensch, Joschka, du scheinst dich in deinem Revier nicht auszukennen, sonst wüsstest du, dass der Bürgermeister Sommergäste auf der Hütte hat. Hat Panna dir das nicht erzählt? Die Kleine hier hat's an der Lunge. Siehst du nicht, wie blass sie ist?«

Joschka musterte Ildiko. »Woher kommst du?«

»Aus der Puszta.«

»Hast du eine Reiseerlaubnis?«

»Natürlich hat sie die«, antwortete Bandy anstelle von Ildiko. »Die ist bei Panna.« Er deutete mit der Hand den Hang hinauf. »Und bei Panna, da ist auch die gnädige Frau, die Tante des Mädchens.«

»Na, das werden wir überprüfen. Und wenn du mich angelogen hast, dann nehmen wir auch dich und die Kleine da mit.«

Bandy konnte fühlen, wie Ildiko, die er noch immer am Arm festhielt, erstarrte. »Die Flöhe sollen dich fressen!«, maulte er Joschka an. »Jetzt hast du die Kleine erschreckt. Warte. Wenn ich Panna erzähle, wie du dich aufgeführt hast, dann kratzt sie dir die Augen aus. Am besten, du machst vorläufig einen großen Bogen um die Hütte.«

»Verdammter Betjar!«, schimpfte Joschka. »Verschwindet auf der Stelle«, befahl er den Kindern, sie wie Hühner mit den Händen wegscheuchend, und wandte sich dann an seinen Trupp: »Abmarsch!«

Mit dem Ehepaar in ihrer Mitte zogen die Grenzer hügelan.

»Nicht auszudenken«, sagte Erisa später, als alle in der Hütte beisammensaßen, »wenn die Grenzer Ildiko …« Sie schlug die Hand vor den Mund.

»Es ist besser, wenn du immer in der Nähe der Hütte bleibst«, fügte Erik mahnend hinzu.

Ildiko streckte ihre dünnen Arme aus und umarmte ihn. »Du musst keine Angst um mich haben. Bandy hat auf dem Heimweg gesagt, es ist besser, wenn wir jetzt nur noch auf die Wiesen zu Schandorbacsi gehen. Bei ihm kann uns nichts passieren.«

Der Schäfer brummte vor sich hin, dann sagte er: »Herr Erik, Sie können sich darauf verlassen. So etwas wie heute wird nicht wieder vorkommen.« Er schüttelte den Kopf. »Ich kann das nicht verstehen. Ich habe diesen Leuten doch genau beschreiben lassen, dass sie sich im Waldstück in den Haselnussbüschen verstecken sollen, bis es dunkel ist. Dann wird jemand kommen und sie über die Grenze bringen. Aber wie es aussieht, können Leute aus der Stadt einen Haselbusch von einem Weidenstrauch nicht unterscheiden.«

Gerührt blickten Erisa und Erik einander an. Schandor – ein Fluchthelfer?

Panna stand auf und nahm ihrem Vater die Pelzweste ab. »Es wird Zeit, dass wir zu Abend essen und dann schlafen gehen. Es war ein aufregender Tag.«

Eingehüllt in eine sphärenhaften Stille, lagen Erik und Erisa auf dem Strohlager. Sie schmiegte sich an ihn, und, und er tauchte sein Gesicht in ihre Haare. Wie gut sie dufteten. Nach Gras und frischer Luft.

»Ich fühle mich auf diesem Strohsack so wohl wie in einem Himmelbett«, flüsterte sie ihm ins Ohr.

»Ein Strohsack so nah dem Himmel.« Erik lachte lautlos.

Mit ihrem heißen Atem streichelte sie seinen Nacken. »Nehmen Sie mich, und ich werde zergehen.«

Später blickten sie zum Dach hinauf, wo durch eine Lücke in den Schindeln ein Stern auf sie herunterstrahlte. »Wenn Sie abreisen, dann wird er Sie begleiten«, flüsterte Erik.

Wenn ich abreise … Erisa seufzte und lehnte ihren Kopf an seine Schulter. Erik streichelte ihr Haar. Wie trostlos würde es sein, wenn Erisa nicht mehr bei ihm war. Würde er sie überhaupt wiedersehen? Er küsste sie auf die Stirn. Erisa reagierte nicht. Sie war eingeschlafen. Erik blickte wieder zur Luke hinauf, doch den Stern konnte er nicht mehr sehen.

Spät in der Nacht schlug Bodro plötzlich an und kratzte jaulend an der Hüttentür. Erik war sofort hellwach. Auch Erisa schreckte hoch. Bevor sie etwas sagen konnte, legte Erik ihr einen Finger auf die Lippen.

Fremde Stimmen näherten sich. Dann ging knirschend die Hüttentür.

»Ruhig, ruhig. Guter Hund. Guter Hund.« Es war Bandy.

Jemand sprach mit ihm, aber so leise, dass Erik nichts verstehen konnte.

»Herr Feldwebel …« Das war wieder Bandy. »… Sie können nicht von mir verlangen, dass ich die gnädige Frau und das Kind mitten in der Nacht aufwecke. Wenn Sie die beiden sehen wollen, dann kommen Sie morgen früh wieder.«

»Was suchen Sie hier?« Das war Pannas energische Stimme.

Eine fremde Stimme antwortete ihr. »Eigentlich wollen wir nur das Kind sehen, mit dem Bandy heute am Wildbach war. Wir müssen uns davon überzeugen, dass es hier ist und nicht über den Kamm gegangen ist.«

»Hat Joschka Sie geschickt?«

»Nein, der hat heute Abend frei.«

»Na, dann werde ich ihm morgen von Ihrem Übereifer berichten. Drei Tage Arrest sind Ihnen gewiss.«

»Wir tun nur …«

»Ihre Pflicht, ich weiß.« Einen Augenblick lang blieb es still. Dann sprach wieder Panna: »Hier sind die Atteste und die Reiseerlaubnis für die gnädige Frau und das Kind.« Wieder wurde es für wenige Augenblicke still. »Von einem deutschen Arzt«, sagte der Fremde schließlich. Wieder raschelte Papier, dann salutierte der Fremde und marschierte mit seinen Kameraden davon. Zweimal schlug Bodro noch an, dann knirschte die

Hüttentür, und danach lag wieder schützende Ruhe über der Mulde.

»Wenn ich Ildiko nach Hause gebracht habe«, sagte Erisa, »kehre ich sofort zu Ihnen zurück.«

»Ich kann mir nicht vorstellen, dass es Katalin gelingt, eine dritte Reisserlaubnis zu besorgen.«

»Ich muss zu Ihnen zurück.«

»Aber das könnte zu gefährlich für Sie werden.«

»Erik, ich liebe Sie. Verstehen Sie? Und diese Liebe gibt mir Kraft.«

9

Erisa blickte in die Sonne. Es war eine Sonne, die glanzlos in einem blassen Himmel stand. Ein kühler Wind kämmte durch die Baumkronen. Ihr kam es vor, als triebe er das Sterben voran. Sie begann, unter den Bäumen auf und ab zu gehen. Da und dort bog sie einen Ast herunter, bis es knackte. Wann endlich meldete sich Doktor Lohmann?

»Wenn mir der Boden unter den Füßen zu heiß wird, dann gehe auch ich über die Grenze«, hatte Erik beim Abschied gesagt. Auf einmal hatte Schandor hinter ihnen gestanden und Erik wortlos mitgenommen.

Sie musste unbedingt zu ihm. Wenn er über die Grenze ging, dann wollte sie mit ihm gehen. Aber nicht wie diese armen unglücklichen Menschen, sondern oben bei den Haselbüschen. Erisa seufzte. Wenn sie nur wüsste, wie sie ihre Ungeduld bezähmen könnte. Sollte sie nicht vielleicht doch auf eigene Faust losfahren? Aber es wäre vernünftiger, auf das Attest von Doktor Lohmann zu warten. Warum war sie nur so nervös? Vielleicht weil sie ahnte, dass es diesmal nicht klappen würde?

»Frau Reich, hallo«, hallte es in die Stille hinein.

Erisa blieb stehen und blickte zum Zaun. Der Oberstabsarzt kam selber. War das ein gutes oder ein schlechtes Zeichen? Sie ging zum Tor.

»Sie sehen blendend aus«, sagte Lohmann, nahm seine Tellerkappe ab und neigte sich über Erisas Hand. »Wie ich sehe, hat Ihnen die Bergluft gutgetan.«

»Gerade deshalb möchte ich unbedingt noch einmal hin.«

Lohmann wandte sich seinem Fahrer zu und entließ ihn für den Nachmittag.

»Wenn ich bitten darf«, sagte Erisa und ging voraus.

Im Wohnzimmer nahm Lohmann sein Koppel ab und legte es zusammen mit der Tellerkappe auf eine Konsole gleich neben der Tür.

»Mokka, Tee oder Likör?«, fragte Erisa.

»Einen Mokka, gern.«

Erisa ging zur Küchentür und rief Anusch zu, was sie bringen sollte. Sie zog die weiße Strickjacke enger über ihre dunkelblaue Bluse, setzte sich auf eines der zierlichen Sofas und schlug die Beine übereinander.

»Bitte nehmen Sie Platz. Vielleicht da auf dem Sofa an der Wand, oder ...« Sie deutete zum Fenster. »... in diesem Sessel da?«

Lohmann entschied sich für den Sessel.

Eine Pause entstand, in der Lohmann seinen Blick durch das Zimmer schweifen ließ. Erisa überlegte angestrengt, was sie sagen sollte.

»Sitzen Sie bequem?«, fragte sie schließlich. Wie dumm! Natürlich saß er bequem. Wenn sie nur wüsste, wie sie das Gespräch beginnen sollte, ohne gleich mit der Tür ins Haus zu fallen. Aber an etwas anderes als an das Attest konnte sie nicht denken.

Lohmann deutete auf einen zierlichen Stuhl, dessen Lehne und Beine mit Perlmuttintarsien verziert waren.

»Stammt dieses hübsche Stück aus Ihrem Mädchenzimmer?«

»Es ist ein Erbstück von unseren Eltern. Jahrhundertwende. Er soll aus England kommen, hat mir eine Kunsthistorikerin in Budapest gesagt. Die Intarsien seien Kinderarbeit. Seit ich das weiß, ist mir die Freude daran vergangen. Aber der Stuhl stand halt im Zimmer unserer Mutter.«

Inzwischen war Anusch hereingekommen, servierte den Mokka und ging wieder hinaus. Doktor Lohmann nippte an der kleinen Porzellantasse, dann stellte er sie zurück auf das Sofatischchen und schaute Erisa direkt an.

»Sie wollen mir etwas sagen, nicht wahr?«, fragte Erisa leise.

»Ja.« Lohmann zögerte. »Ich habe leider keine guten Nachrichten mitgebracht.«

Erisa senkte den Blick. Sie hatte es geahnt. Sie hatte geahnt, dass es diesmal nicht klappen würde.

»Im Moment«, fuhr Lohmann fort, »dürfen leider überhaupt keine Zivilisten mehr ins Grenzgebiet fahren. Nicht einmal mit Reisegenehmigung. Die Kapitulation in Rumänien hat alles auf den Kopf gestellt.«

»Jaja ...«, flüsterte Erisa und blickte ihren Gast hilflos an.

»Arpad hat mir gesagt, dass Sie dort ein paar Sachen abholen wollen. Sind die denn so wichtig?«

Jetzt war es so weit. Was sollte sie sagen? Sollte sie weiterlügen? »Hat Arpad Ihnen denn nicht verraten, warum ich wirklich auf jene Hütte muss?«, fragte sie schließlich.

»Nur, dass Sie ...«

»Verzeihen Sie, wenn ich Sie unterbreche«, sagte Erisa schnell. Sie musste es jetzt hinter sich bringen. »Ich will nichts abholen, sondern ein paar Sachen hinbringen.« Sie schwieg einen Augenblick lang. »Mein Mann versteckt sich dort seit einiger Zeit.«

Lohmann beugte sich vor. Seine Miene drückte Verwunderung aus. »Warum?«

Sie musste jetzt alles auf eine Karte setzen. »Erik ist mit dem jetzigen Regime in Konflikt geraten.« Sie senkte den Blick. Es stimmte. Aber es war wieder nur die halbe Wahrheit.

Lohmann lehnte sich wieder zurück. »Das ist in diesen Zeiten keine Seltenheit.« Er hob seine Mokkatasse an. »Dürfte ich noch?«

»Aber ja.« Erisa hob die Kanne an und goss nach.

Lohmann nahm einen Schluck, blickte Erisa prüfend an und setzte die Tasse wieder ab. Plötzlich stand er auf, wandte sich zum Fenster und schaute lange in den Garten.

»Ich wüsste einen Weg, wie Sie trotzdem zu Ihrem Mann gelangen könnten.« Er drehte sich wieder um. »Vorausgesetzt, Sie sind mit den Reisebedingungen, die allerdings alles andere als komfortabel sind, einverstanden.«

»Bedingungslos mit allen«, sagte Erisa schnell.

Lohmann sah sie schweigend an. »Vielleicht ist es doch keine so gute Idee«, murmelte er schließlich und setzte sich wieder.

»Nein, nein!«, fuhr Erisa auf. »Bitte, veranlassen Sie alles, was für meine Reise nötig ist.«

»Dann hören Sie mir jetzt bitte gut zu. Übermorgen fährt ein Kurier der Kommandantur in jenes Gebiet. Der wird Sie bis in das besagte Grenzdorf bringen. Sie müssten allerdings im Beiwagen eines Motorrades reisen und die Uniform einer Nachrichtenhelferin tragen.« Er schluckte. »Ich weiß, diese Uniform zu tragen muss für Sie unerträglich sein. Aber ich bin sicher, Sie schaffen das.«

»Sie scheinen mich ja gut zu kennen.«

Lohmann antwortete nicht.

Erisa rührte in ihrem Mokka, von dem sie bisher nicht einen Schluck getrunken hatte.

»Ich werde Arpad in alle Einzelheiten einweihen. Es ist besser, wenn Sie die Anweisungen von ihm bekommen.«

Erisa seufzte.

»Kommen Ihnen jetzt doch Bedenken?«

»Nein, nein. Es ist nur … wegen der Uniform. Geht es nicht ohne?«

Lohmann schüttelte den Kopf. »Schauen Sie mich an«, sagte er dann. »Es entspricht auch nicht meinem Wunsch, unter dem Arztkittel Uniform tragen zu müssen.«

Erisa trank einen Schluck. Wie bitter der Mokka schmeckte! »Sagen Sie, Herr Major, wie lange müssen wir uns noch verkleiden, ehe der Vorhang nach dem letzten Akt dieses entsetzlichen Dramas fällt?«

Lohmann hob die Schultern. »Sicher ist, dass zumindest bei Ihnen hier bald der Vorhang fallen wird. Gerade deshalb habe ich Arpad angeboten, natürlich auch Frau Katalin, das Land mit meinem Lazarettzug zu verlassen, der schon auf dem Bahngelände zum Abtransport der Verwundeten bereitsteht.«

»Aber wenn Sie doch der Meinung sind, dass der Krieg bei uns bald vorbei ist, warum sollen Arpad mit seiner Familie und Katalin flüchten?«

»Weil ich fürchte, dass es in Kischdorint zu Kämpfen kommen wird.«

Erisa erschrak. »Und? Was haben Katalin und Arpad vor?«

»Sie wollen es sich überlegen.« Lohmann stand auf. »Erlauben Sie, dass ich mich jetzt verabschiede. Ich muss zur Visite. Die vielen Verwundeten. Wir haben heute von sieben Uhr in der Früh bis drei Uhr nachmittags operiert.« Er nahm sein Koppel, legte es um seine schmale Taille und klemmte sich die Tellerkappe unter den Arm. Gemeinsam gingen sie nach draußen.

Am Tor reichte Erisa ihm die Hand. »Mein Mann und ich stehen tief in Ihrer Schuld.«

»Sie in meiner?« Lohmann schaute Erisa lange an, dann neigte er sich über ihre Hand, ging durch das Tor und von dort mit langen Schritten die schnurgerade Straße entlang dem Zentrum entgegen.

Zwei Tage später saß Erisa neben Arpad in einem Fiaker. Sie hatte sich unter das vorgezogene Verdeck gedrückt, um sich vor dem Nieselregen, aber auch vor neugierigen Blicken zu schützen. Sie sollte den Zug in die Kreisstadt nehmen und sich dann bei der Kommandantur melden. Obwohl die Front noch weit entfernt war, war die Allee von Militärfahrzeugen, Panzern und Geschützwagen verstopft, an deren Rädern der schwere Boden von den Feldern klebte. Der Kutscher fluchte.

Als Arpad vor dem Bahnhof ausstieg und Erisa die Hand hinhielt, traten zwei Männer auf die beiden zu, schlugen ihre Mantelrevers zurück und forderten Erisa auf, ihnen zu folgen. Betont langsam setzte sie erst den einen, dann den anderen Fuß von der Kutsche auf den Asphalt. »Warum? Warum muss ich mit Ihnen gehen?«

Doch anstelle einer Antwort wurde sie von den beiden Männern zu einer grauen Limousine geführt und in den Fond gedrängt. Hilfe suchend drehte sie sich nach Arpad um, doch der antwortete ihr nur mit einem Schulterzucken. Dann hob er Erisas Gepäck wieder in den Fiaker, stieg ein und gab dem Kutscher ein Zeichen loszufahren.

Erisa wurde im Rathaus just in jenes Zimmer gebracht, in dem Erik registriert und sie nach Eriks Verschwinden verhört worden war. Dort sah sie sich zwei mürrisch ausschauenden Kommissaren gegenüber. Sie musste sich ausweisen, danach wurde ihr ein Stuhl vor einem der beiden Schreibtische zugewiesen.

»Wir möchten von Ihnen wissen«, begann einer der beiden Kommissare, ein Glatzköpfiger mit roter Knollennase, »weshalb Sie bis zur Landesgrenze fahren wollten.«

»Ich? Bis zur Landesgrenze? Wie kommen Sie denn darauf?« Ihre Stimme zitterte.

»Das tut nichts zur Sache. Beantworten Sie unsere Frage.«

Sie musste unbedingt Zeit gewinnen und herausfinden, wie viel die beiden wussten. »Ich wollte doch nur in die Kreisstadt fahren. Weiter nichts.«

»Soso. Weiter nichts. Wollten Sie nicht vielleicht zur Standortkommandantur gehen, um im Beiwagen eines Wehrmachtskuriers bis zur Grenze zu gelangen?«

Erisa schaute zu Boden.

»Wer ist Ihr Kontaktmann?«

»Ich verstehe nicht …«

»Was ist daran so schwer zu verstehen?«, fragte der andere, ein hagerer Mann mit grauem Haar. »Mit wem wollten Sie sich an der Grenze treffen?«

Es war besser, wenn sie jetzt schwieg.

»Wem wollten Sie Nachrichten übermitteln?«

Erisa dachte angestrengt nach. Irgendwer musste Wind von der Sache bekommen haben. Aber wer? Ödön vielleicht …?

»Wir wissen, dass Sie mit einem deutschen Arzt gut bekannt sind. Vielleicht bekommen Sie von dem ja wichtige Informationen, die Sie dann an den Feind weitergeben.«

Sie riss sich zusammen. »Verzeihen Sie, aber liegt in Ihrem Verdacht gegen mich nicht ein Widerspruch? Wenn ich Kontakt zu feindlichen Mächten hätte, dann würde ich doch nicht ausgerechnet, wie Sie behaupten, mit einem deutschen Kurier zu einem solchen Treffen fahren.«

Der Kleinere winkte ab. »Warum nicht? Sie sind schließlich die Frau eines Juden, auch wenn der Sie feige verlassen hat.«

Erisa schloss die Augen und atmete tief durch. Gott sei Dank, sie wussten nichts von Erik. Auch jetzt noch zeigte Helenes Lügengeschichte ihre Wirkung. Sie öffnete die Augen wieder, lehnte sich zurück und schlug die Beine übereinander. »Na gut«, begann sie schließlich, »ich gebe ja zu, dass ich ins Grenzgebiet fahren wollte. Ich werde Ihnen jetzt auch sagen, warum.«

Die beiden Kommissare nickten selbstgefällig.

»Ich bin vor Kurzem mit einem kranken Kind dort gewesen. Als wir zurückkehrten, musste ich der Fliegeralarme wegen einige Sachen zurücklassen. In diesem Jahr kehrt der Herbst, wie Sie sehen, zeitig ein, und wir brauchen unsere wetterfeste Kleidung ...«

»Haben Sie keine bessere Erklärung?«, herrschte der Hagere sie an. »Sie glauben doch wohl nicht, dass wir Ihnen das abnehmen?«

Erisa antwortete nicht.

Die beiden Kommissare warfen sich einen kurzen Blick zu, dann nickte der Hagere dem Glatzköpfigen zu. »Nun gut. Sie können jetzt nach Hause gehen. Ihren Ausweis behalten wir hier. Ab sofort melden Sie sich jeden Morgen bei uns. Sie bekommen dann einen Stempel in Ihren Meldebogen.«

Im Treppenhaus verharrte Erisa einen Augenblick lang. Schlimmer konnte es nicht kommen. Sie war frei und trotzdem festgesetzt. Langsam ging sie die breiten Stufen hinunter. Als sie das Entree erreichte, kam ihr eine Idee. Vielleicht könnte sie den Kurier doch noch erreichen? Wenn Doktor Lohmann ihr seinen Fahrer lieh, dann fragte niemand nach Papieren. In der Hoffnung, am Ende doch noch ins Grenzgebiet fahren zu können, verließ sie das Rathaus und trat unter die Arkaden. Doch kaum hatte sie sich der Akazienallee zugewandt, um Katalin von ihrer Festsetzung zu berichten, kamen zwei Gendarmen mit Hahnenfedern am Csako und aufgepflanzten Gewehren auf sie zu und erklärten, dass sie sie nach Hause begleiten würden. »Wenn Sie möchten, können wir durch Seitengassen gehen«, sagte der eine.

»Lassen Sie nur. Jetzt, wo sie mich so sicher begleiten, bin ich für den direkten Weg.«

Zu Hause ließ sie sofort alle Fensterläden schließen und trug Anusch auf, niemanden hereinzulassen.

Wenige Tage später wurde das Lazarett ins Salzburgische verlegt. Am Abend vor seiner Abreise kam Doktor Lohmann zum letzten Mal in Katalins Haus, um Abschied zu nehmen.

»Wie hat der Familienrat entschieden?«, fragte er. »Die ungarische Eisenbahn hat uns einen langen Zug zusammengestellt. Sie haben vierundzwanzig Stunden Zeit zum Packen. Sie können sogar Möbel mitnehmen.«

»Wir danken Ihnen für das großzügige Angebot, aber wir bleiben«, antwortete Katalin. »Schauen Sie. Wir können Erisa«, sie deutete auf ihre Schwester, »jetzt nicht allein lassen.«

»Ich verstehe. Was man Ihnen, liebe Frau Reich, angetan hat, ist grausam.« Lohmann fuhr sich übers Kinn. »Ich werde das Gefühl nicht los, dass das Misslingen dieser wenn auch abenteuerlichen Reise auf einen Verrat zurückzuführen ist.«

»Sie wissen von meiner Festsetzung?«

»Der Standortkommandant hat mich informiert. Leider habe ich noch nicht herausfinden können, wer dahintersteckt. Die Reise zu verhindern, aber Sie nicht festzunehmen, das ist nicht die Art, wie man mit Spionen umgeht. Da muss etwas anderes vorgefallen sein …« Er griff in die Brusttasche seiner Uniform-jacke und reichte Arpad einen Zettel. »Übrigens, das ist meine Heimatadresse. Es würde mich freuen, wenn wir nach dem Krieg Verbindung aufnehmen könnten. Und mein Angebot, den Lazarettzug zur Flucht zu nutzen, bleibt bestehen.«

»Wegen der nahenden Front?«, fragte Laszlo, der mit seiner Milli ebenso zum Abschiedsessen eingeladen war wie Wally, seine Älteste, und der Apotheker.

»Nicht nur deshalb. Sie alle sprechen Deutsch, außerdem hat in Ihren Häusern ein deutscher Offizier verkehrt. Weiß man, wie der Russe das bewertet?«

»Was so viel heißt, dass nicht die Engländer, sondern die Russen kommen, nicht wahr?«, fragte Helene mit gepresster Stimme.

»Ja, das steht fest. Im vergangenen Jahr in Teheran hat Stalin Churchill den Balkanfeldzug gründlich ausgeredet.«

»Woher wissen Sie das?«, fragte Arpad.

Lohmann sah ihn an, blieb ihm aber die Antwort schuldig. »Sie haben nach dem Lazarettzug allerdings noch eine letzte Möglichkeit, von hier wegzukommen«, sagte er stattdessen. »Eine aufgeriebene Kompanie, die aus Griechenland auf dem Rückzug ist, kommt genau durch Kischdorint. Ich könnte bei unserer Kommandantur eine Nachricht hinterlassen, dass sich die Kompanie bei Ihnen meldet.«

Helene war ganz blass geworden. »Und Sie glauben, dass die uns mitnimmt? Wissen Sie, ich habe große Angst vor den Russen und würde am liebsten heute noch nach Wien zu meinen Eltern fahren.«

»Im Salzburgischen wären Sie vor den Russen bestimmt noch sicherer als in Wien. Aber Sie können sich darauf ver-lassen, dass die Kompanie sich bei Ihnen melden wird. Sie hat bereits Flüchtlinge aufgenommen.« Er wandte sich an Katalin. »Sagen Sie das auch Ihren Angehörigen. Die Soldaten nehmen alle mit.«

Lächelnd antwortete sie: »Meinen Geschwistern darf ich damit nicht kommen. Der Dekan lässt seine Kirche nicht im Stich, Piri bleibt bei ihrem Ödön, Ernö kann sich von seiner Apotheke, seinen Kanarienvögeln und seinen Rosenstöcken nicht trennen, und wo soll unser lieber Laszlo mit seiner großen Familie und seiner Bastelwerkstatt unterkommen?«

Dann hakte sie sich bei Lohmann unter und bat alle zu Tisch.

Nach einem ausgiebigen Mahl und dem Mokka zog Arpad sich mit Lohmann ins Herrenzimmer zurück, wo er ihm eine Briefmarke mit der Stephanskrone und dem schiefen Kreuz in einem keinen Silberetui überreichte.

Gerührt betrachtete Lohmann das Geschenk. »Ich werde diese Kostbarkeit bei mir tragen. Sie soll mich beschützen, damit wir uns nach dem Krieg ganz bestimmt wiedersehen«, sagte er und schob das Etui in die Brusttasche seiner Uniformjacke. »Ich möchte mich …« Hier brach er ab.

Arpad entschuldigte sich für einen Augenblick und verließ das Herrenzimmer durch eine Tapetentür. Als er wieder eintrat, hatte er eine kugelrunde Flasche – auf dem Etikett ein goldenes Kreuz auf rotem Grund – und zwei kleine Gläser in der Hand. »Dies, lieber Freund …«, sagte er und hob die Flasche an, »… ist ein besonderes Destillat, das nicht nur gegen Magendrücken hilft, sondern auch trübe Stimmungen vertreibt. Man kann sie heutzutage kaum verhindern, aber wenigstens verjagen sollte man sie.« Er ließ die braune Flüssigkeit in die Gläser fließen und reichte Doktor Lohmann eines davon.

»Egészségére«, sagte er.

»Sehr zum Wohl«, erwiderte Lohmann. »Auf die tausend Jahre alte Freundschaft zwischen Ungarn und Deutschen.«

Gegen Morgen setzte in der Allee ein Brummen und Rumpeln ein. Helene trat ans Fenster, spähte durch die Läden und sah, wie mehrere Lastwagen mit einem roten Kreuz auf den Planen den Schulhof verließen und in Richtung Bahnhof fuhren. »Sie bringen die Verwundeten weg«, sagte sie.

Arpad antwortete nicht, er lag noch in tiefem Schlaf.

In der darauffolgenden Nacht fuhr der Lazarettzug ab, und am Morgen danach war es in Kischdorint so friedlich, als hätte sich der Krieg zurückgezogen, wie das Meer bei Ebbe.

10

Mit dem Abzug der Lazarette legte sich Erisas Angst. Ihre einzige Sorge galt jetzt Erik. Seit der Kapitulation in Rumänien hatte sie nichts mehr von ihm gehört. Ob er doch noch über die Grenze gegangen war?

Der Gang zum Rathaus wurde zur täglichen Routine. Sie bekam ihren Stempel und konnte wieder gehen. Eines Morgens sah sie Imre Molnar vor dem Portal stehen. Er schien auf jemanden zu warten. Rasch zog sie ihr Halstuch umweg und band es um den Kopf. Vielleicht gelang es ihr, unerkannt an ihm vorbeizuhuschen. Aber als sie das Portal erreichte und die Hand auf die hohe Messingklinke legte, drehte Molnar sich um und kam mit jenem aufgesetzten Lächeln auf sie zu, das seinen Mund immer so breit erscheinen ließ. Er zog den Hut.

»Was haben Sie denn so zeitig hier zu tun?«

Sie ließ die Klinke los. »Und Sie? Es ist noch nicht mal acht. Hat Sie etwa die Arbeitswut gepackt?«

»Aber nein. Ich bin aus anderen Gründen hier«, antwortete er geheimnisvoll.

Erisa wandte sich ab. »Dann wünsche ich Ihnen einen schönen Tag.«

Molnar ergriff ihre Hand. »Wollen Sie denn nicht wissen, warum ich so früh schon hergekommen bin?«

»Muss ich das wissen?«

»Sie … immer mit Ihren Gegenfragen.«

»Stört Sie das?«

»Wie abweisend Sie sein können.« Er überlegte einen Augenblick lang. »Nun gut«, begann er dann. »Ich will es Ihnen trotzdem sagen: Ich bin Ihretwegen hergekommen.«

»Verschwenden Sie da nicht Ihre Zeit?«

»Liebe Erisa, ich weiß, in welch schwieriger Lage Sie sind, und ich habe mich deshalb …«

»Dann wissen Sie also, dass ich mich täglich melden muss?«, fuhr Erisa dazwischen.

»Auch das weiß ich«, entgegnete Molnar ernst.

»Dann wissen Sie auch, dass man mich wie eine Kriminelle behandelt?«

Molnar drückte den Hut an seine Brust und neigte den Kopf zur Seite. »Aber nicht doch. Nicht wie eine Kriminelle, sondern wie eine Frau, die man vor sich selber beschützen muss.«

»Ich und schutzbedürftig? Wie kommen Sie darauf?«

»Sie sind nicht nur schutzbedürftig«, sagte er betont langsam, »sondern auch noch unvernünftig. Deshalb habe ich mich entschlossen, Ihre Reise ins Grenzgebiet zu verhindern, und die Auflagen gegen Sie erwirkt.«

Erisa hatte das Gefühl, als würden Flammen durch ihren Kopf lodern. Lohmann hatte etwas von Verrat gesagt. Dann war es Molnar gewesen, der sie im Kommissariat angezeigt hatte.

Er trat einen Schritt näher. »Sind Sie mir jetzt sehr böse?«

»Gehen Sie. So gehen Sie doch«, sagte Erisa, um Fassung ringend. Sie drehte sich um und legte ihre Hand wieder auf die Klinke.

»Bitte bleiben Sie. Nur einen Augenblick noch.«

Erisa wandte sich wieder um. »Wie kommen Sie dazu, sich in meine Angelegenheiten einzumischen?«

»Liebe Erisa, ahnen Sie denn nicht, in welch großer Gefahr sie schwebten? Stellen Sie sich vor, man hätte den Kurier gestoppt und Sie enttarnt. Wissen Sie, was dann passiert wäre?« Molnar brach ab und sah Erisa eindringlich an. »Die hätten in Ihnen eine Agentin gesehen und Sie standrechtlich erschossen!« Er ergriff Erisas Hand. »Das habe ich mit allen Mitteln verhindern wollen. Verhindern *müssen*. Erisa, Sie wissen, dass ich Sie seit Jahren schon verehre. Ja, dass ich Sie …«

Erisa entzog ihm ihre Hand. »Schweigen Sie.«

Molnar trat einen Schritt zurück. »Aber…

»Ihre Offenheit in Ehren«, unterbrach Erisa ihn, »doch es ist, wie es ist. Ich muss gehen. Leben Sie wohl.«

»Ich weiß, um acht … Aber das ist jetzt nicht mehr wichtig.«

»Wieso nicht?«

»Sie werden es gleich sehen.«

»Ich möchte trotzdem pünktlich sein. Befehl ist Befehl«, sagte sie mechanisch und griff wieder nach der Klinke.

»Warten Sie.« Molnar sah sich um. »Leider sind die Russen vorerst nicht aufzuhalten, und Kischdorint wird bald überrollt werden«, flüsterte er.

Ein spöttisches Lächeln umspielte ihren Mund. »Soso. Und das trotz Ihrer Wunderwaffe?«

»Die Zeit der Wunderwaffe wird kommen«, entgegnete Molnar verschwörerisch. »Bis es so weit ist, möchte ich Sie bitten, meine Mutter und mich nach Wien zu begleiten, zusammen mit dem Standortkommandanten. Wir reisen morgen ab. In Wien werden wir auf den Endsieg warten.«

»Sagen Sie …« Erisa blickte Moinar kühl an. »… habe ich Ihnen je Anlass gegeben, mich in Ihre Entscheidungen einzubeziehen? Niemals habe ich für Sie mehr empfunden als für einen guten Bekannten. Eigentlich hätten Sie das in all den Jahren merken müssen.«

Molnars kantige Gesichtszüge, die ohnehin schon wie mit einem Lineal gezogen wirkten, erstarrten. »Dann haben Sie sich über mich und meine aufrichtige Verehrung lustig gemacht, doch diesem Erik, der Sie wegen einer anderen verlassen hat, dem haben Sie sich hingegeben.«

»Schweigen Sie, und vergessen Sie, dass es mich gibt.«

Nun war es Imre Molnar, der sich abwandte. Er ging. Er ging tatsächlich. Erisa sah ihn in aufrechter Haltung um die Rathausecke biegen.

Gelassen, ja beinahe heiter betrat sie das hohe Treppenhaus und ging hinauf ins Kommissariat.

»Wo haben Sie so lange gesteckt?«, fragte der Hagere der beiden Kommissare.

»Fragen Sie Herrn Molnar.«

Die beiden Männer wechselten einen schnellen Blick. »Hier. Ihr Ausweis«, sagte der Hagere hastig und reichte ihn über den Schreibtisch. »Ihre Festsetzung ist aufgehoben.«

Erisa schob den Ausweis in ihre Handtasche. *Sie werden es gleich sehen*, hatte Molnar vorhin gesagt.

Die beiden Kommissare schienen es plötzlich sehr eilig zu haben. »Sie finden ja allein hinaus«, sagte der Glatzköpfige. Dann murmelte er etwas von einer Mauer, und schon waren beide verschwunden.

Erisa stand allein in jenem Amtszimmer, in dem ihr Lebensmut seit Eriks Registrierung schon so oft zusammengebrochen war, als hätte sie wieder und wieder die Diagnose einer unheilbaren Krankheit bekommen.

Sie wollte jetzt nicht allein sein. Besser, sie ging zu Katalin, dann kam sie auf andere Gedanken. Sie fand ihre Schwester zusammen mit Helene und Arpad auf der Terrasse am Geländer stehen. Im Garten spielte Ildiko mit Gerö, Klara und Tamasch.

»Was gibt es denn so Spannendes zu sehen?«, fragte sie.

»Komm, schau dir das an.« Ohne sich umzudrehen, winkte Katalin Erisa heran. »Seit dem frühen Morgen wird hinter meiner Hecke gebuddelt, aber was das werden soll, will mir niemand sagen. Vorhin wurden sogar gebrannte Ziegel und Mörtel angefahren.«

Erisa zeigte auf zwei Männer, die den Arbeitern beim Graben zuschauten. »Die beiden dort, das sind die Kommissare, bei denen ich mich bisher melden musste. Die haben beim Hinausgehen etwas von einer Mauer gesagt.«

Wie auf Kommando wandten sich Katalin, Helene und Arpad zu ihr um.

»Das wäre ja unerhört!«, schimpfte Katalin und schlug mit der flachen Hand auf das Geländer.

»Vielleicht wollen sie einen Bunker bauen«, sagte Arpad. »Es könnte ja sein … Moment mal«, fuhr Katalin plötzlich auf, »du hast gesagt, dass du dich *bisher melden* musstest. Heißt das, dass das endlich ein Ende hat?«

Erisa nickte. »Und weißt du, wem ich das zu verdanken habe? Imre Molnar.«

»Und du lässt kein gutes Haar an ihm.«

»Ihm habe ich aber auch meine Festsetzung zu verdanken.«

»Wie kommst du denn darauf?«

»Er hat es mir vorhin vor dem Rathaus gestanden.«

»So etwas hätte ich Molnar nicht zugetraut«, sagte Helene.

Arpad schüttelte den Kopf. »Ich ahne, weshalb er das getan hat. Er wollte dein Beschützer, dein Retter sein. Eine platte, aber oftmals wirksame Methode, um eine Frau zu erobern.«

Erisa lächelte ironisch. »Wie in einem kitschigen Roman.« Doch dann wurde sie wieder ernst. »Jetzt weiß ich, dass ich mir Molnars Verehrung von Anfang an nicht hätte gefallen lassen dürfen. Ich habe sie nie ernst genommen.«

Arpad zuckte die Achseln. »Ich kann dir noch ein Beispiel seiner ernsthaften Bemühungen nennen. Willst du es hören?«

»Von mir aus. Doch dann lass uns bitte das Thema Molnar ein für allemal abschließen.«

»Erinnerst du dich an das jähe Ende deiner ersten Vernehmung nach Eriks Verschwinden? Auch das hat Molnar veranlasst.«

»Wieso hat er von diesem Verhör gewusst? Er war damals noch in Budapest.«

Arpad zögerte. »*Ich* habe ihn darum gebeten.«

Erisa krauste die Stirn. »Musste das sein?«

»Es musste«, antwortete Arpad entschieden. »Man musste doch mit dem Schlimmsten rechnen. Gestapo, Gefängnis …« Er drehte sich um und blickte wieder in den Garten. Auf einmal sagte er: »Gerö, lass das.« Der Junge war gerade dabei, ein kleines Kreuz, das er aus zwei Stäben gefertigt hatte, in ein Blumenrondell zu stecken. »Man beerdigt einen Kanarienvogel nicht wie einen Menschen.«

Katalin seufzte. »Lass die Kinder. Es schadet nichts, wenn sie lernen, mit Verlusten und Trennungen umzugehen.« Sie wandte sich ab und ging auf die Salontür zu. »Ich hab genug von denen da …« Sie zeigte über die Schulter auf die Männer im Rathaushof. »Ich gehe hinein.«

»Und ich kann zum ersten Mal seit Wochen als freier Mensch nach Hause gehen«, sagte Erisa und verabschiedete sich.

Als sie hinter der Klosterschule in ihre Straße einbog, verlangsamte sie ihre Schritte. Was suchte der Lastwagen auf ihrem Hof? Himmel! Ein grauer. Das waren die Deutschen. Wollte man sie etwa abholen? War das Molnars Rache für die Abfuhr, die sie ihm erteilt hatte? Sollte sie nicht auf der Stelle umkehren und zu Katalin gehen? Nein. Sie konnte Anusch jetzt nicht im Stich lassen.

Noch während sie durch das Tor ging, näherten sich ihr zwei Soldaten in feldgrauer Uniform, am linken Arm eine weiße Binde mit rotem Kreuz. Sie blieben nebeneinander stehen und salutierten. »Verstehen Sie Deutsch?«, fragte der eine.

»Ein wenig«, antwortete Erisa.

»Entschuldigen Sie, dass wir unangemeldet bei Ihnen eingedrungen sind. Wir haben eine geeignete Stelle gesucht, um einen Verbandplatz einzurichten, und sind dabei auf Ihren Garten gestoßen. Wir hoffen, dass Sie damit einverstanden sind.« Er machte eine Pause. »Wenn nicht, müssten wir uns auch ohne Ihre Zustimmung einquartieren.«

Erisa nickte. »Wozu brauchen Sie einen Verbandplatz?«

»Hier versorgen wir notdürftig die Verwundeten von der Front, bevor sie dann ins nächste Feldlazarett transportiert werden.«

»Ist die Front denn schon so nah?«

»Etwa vierzig Kilometer von hier, vielleicht auch schon weniger, aber wir müssen für alle Fälle gerüstet sein«, antwortete er.

Zwei weitere Lastwagen fuhren auf den Hof. »Sie bringen die Zelte«, sagte der andere Soldat.

Die Russen waren schon so weit vorgerückt. Erisa konnte ihre Erregung kaum verbergen. »Können Sie mir sagen, wo die Russen im Augenblick stehen? Wissen Sie, ich habe nördlich von hier in der Bergregion nahe Verwandte, von denen ich nichts mehr gehört habe. Ich mache mir große Sorgen um sie.«

»Von ihren Verwandten werden Sie leider eine ganze Weile nichts mehr hören«, sagte der erste Soldat. »Die Bergregion ist bereits in russischer Hand, und ...«

Erisa hörte nicht mehr zu. Erik war frei! Nichts anderes zählte. Von Überschwang gepackt, sagte sie: »Ich stelle Ihnen nicht nur meinen Garten, sondern, wenn es sein muss, auch meine Remise, ja sogar mein Haus zur Verfügung.« Gütiger Himmel! Erik war frei! »Nehmen Sie alles in Anspruch, was Sie für die Verwundeten brauchen.«

Sie rief Anusch, die in der Eingangstür stand und das sonderbare Treiben kopfschüttelnd verfolgte, und sagte ihr, wie sie entschieden hatte.

Anusch war entrüstet. »Und wo sollen wir bleiben?«

»Bei meiner Schwester.«

»Die Schakale sollen die da fressen!« Anusch deutete mit dem Kopf auf die beiden Sanitäter. »Und wer soll das Kleinvieh und Laczi versorgen? Vielleicht diese Betjaren da? Ich will Ihnen etwas sagen: Die fressen doch unsere ganzen Vorräte auf und alles, was hier herumläuft, werden sie schlachten. Selbst unseren Kuvasz und den alten Gaul ...«

»Anusch, jetzt übertreiben Sie aber!«

»Also, Sie können meinetwegen zu Ihrer Schwester gehen. Aber ich bleibe hier.«

Erisa wandte sich wieder den beiden Sanitätern zu. »Wenn Sie Fragen haben, dann wenden Sie sich an Frau Anusch. Sie werden sich mit Händen und Füßen verständigen müssen, aber irgendwie wird es schon gehen.«

Dann ging sie, gefolgt von der vor sich hinbrummenden Anusch, ins Haus, um zu packen.

Als sie mit dem Einspänner, den Anusch lenkte, und ihrem Gepäck bei Katalin eintraf, verließ man dort gerade den Mittagstisch. Anusch fuhr sofort zurück, und Erisa schilderte, was auf ihrem Grundstück geschah. Sie berichtete auch, wie nahe die Front bereits war.

Katalin rückte nachdenklich ihre Türkisbrosche zurecht, dann sagte sie: »Wisst Ihr was? Wir packen alles Wertvolle zusammen und schaffen es in den Keller.«

Unverzüglich begann sie zu planen, unterstützt von Erisa und Arpad. Nur Helene starrte teilnahmslos vor sich hin und murmelte immer wieder: »Die Russen … die Russen …«

Arpad ging zu ihr und nahm sie in den Arm, doch ihre Erstarrung konnte er nicht lösen.

Wenig später standen überall im Haus Kartons, Kisten und Koffer herum, und bald darauf traf Laszlo mit Ferkos Söhnen ein. Anna war von Katalin zur Tanya geschickt worden, um sie zu holen. Katalin ging mit ihnen und Arpad in den Keller, um zu besprechen, wie sie Zwischenwände einziehen und dadurch Verschläge schaffen konnten. Sie sollten als Unterschlupf dienen, wenn Kischdorint unter Beschuss geriet. Als sie die Kellertreppe wieder hinaufgingen, ordnete Katalin an, Arpad möge mit Ferkos Söhnen in den Garten gehen und das Regenfass neben der Laube ausheben lassen, weil sie darunter etwas verstecken wollte. Dann ging sie in den Wintergarten zu Erisa und Helene, die an der hohen Scheibe standen und die Bauarbeiter hinter der Hecke beobachteten.

»Seht sie euch an«, sagte sie und zeigte auf die Kinder, die hinter Arpad und seinen Helfern her zum Regenfass liefen. »Sie wollen bestimmt nachsehen, ob die Kröten noch am Fassboden hocken.«

»Und? Hocken sie noch dort?«, fragte Erisa.

»Natürlich. Ich habe diese handgroßen Ungeheuer nie vertilgen lassen, weil sie Maden und Insekten fressen.«

»Und jetzt …«, erwiderte Erisa lachend, drehte sich um und musterte die vier Stahlkasetten auf dem Bambustisch, »… sollen diese Monster die Hüter deiner Schatztruhe sein.«

Nun lachte auch Katalin, aber Helene blieb ernst.

Am Abend kehrte in Katalins Haus wieder Ordnung ein, so, als wäre nichts geschehen. Katalins Geschwister waren gekommen, alle, bis auf Piri. Die züngelnden Flammen des Kaminfeuers warfen Lichtblitze auf ihre ernsten Gesichter. Während sie die BBC-Nachrichten verfolgten, zog plötzlich ein dumpf rollendes Dum-Dum, Dum-Dum durch die Luft, gefolgt von einem wellig heulenden Pfeifen.

»Sind das Kanonen?«, fragte Helene mit bebenden Lippen.

»Kanonen pfeifen nicht«, erwiderte Arpad und ging hinaus auf die Terrasse, aber es war nichts mehr zu hören.

»Inzwischen ist schon so viel Militär in der Stadt«, sagte Laszlo, »dass man sich in der Allee zwischen Lastwagen, Panzern und Geschützfahrzeugen durchzwängen muss, um von einer Seite auf die andere zu gelangen.«

»Und bald wird es noch enger werden, wenn erst die Kompanie aus Griechenland durch Kischdorint ziehen sollte«, sagte Arpad. »Ihr wisst, wer fliehen will, kann sich ihr anschließen.«

Doch davon wollte, außer Helene, niemand etwas wissen. Der Dekan, der sich seit Katalins Streich mit dem aus der Kutte gesprungenen Priester bei ihr rar gemacht hatte, verkündete, dass er vom nächsten Morgen an in der alten Kirche einen immerwährenden Bittgottesdienst um die Verschonung ihrer Stadt von Kämpfen angeordnet hatte.

»Und mit dir, liebe Schwester, rechne ich fest.« Er legte eine Hand auf ihren Arm. »Wenn du daran teilnimmst, dann …«

»Ich weiß, ich weiß«, unterbrach ihn Katalin. »Dann kommen alle. Ich werde daran teilnehmen, aber nicht immerwährend. Dafür sind deine Betweiber da.«

»Katalin!« Der Dekan machte das Kreuzzeichen.

»Schau, dir hat Gott das Beten aufgetragen und mir, für den Schutz unserer Familie zu sorgen.« Sie blickte nacheinander Laszlo, Milli, Wally und den Apotheker an. »Ich will damit sagen, dass in meinem Keller Platz für uns alle ist.«

»Du meinst es gut mit uns«, antwortete Milli, »aber wir können unser Haus nicht im Stich lassen. Wer weiß, was noch kommen wird.«

»Wir sollten alle gemeinsam nach Wien zu meinen Eltern fahren«, warf Helene ein. »Dort wären wir vor den Russen sicher.«

»Aber nicht vor den Bomben.« Endlich hatte auch der Apotheker etwas gesagt.

»Und von Lebensmittelmarken wird niemand satt«, sagte Laszlo. »Nein, nein, da ist es schon besser, wir bleiben da, wo wir unser Zuhause, den Speck, den Schinken und unseren Palinka haben.«

Der Dekan bedachte Laszlo mit einem strafenden Blick.

»Was ist? Mit unserem Aprikosenschnaps und dem Kischdorinter Wein, Bruder Hochwürden, bekommen wir sogar die Russen auf unsere Seite.«

»Siehst du das nicht zu optimistisch?«, fragte Helene resignierend.

»Ach was, wenn wir die Russen so großzügig bewirten wie den deutschen Lazarettarzt, dann werden sie uns nichts tun. Nicht wahr, liebe Schwester?« Er blinzelte Katalin zu, die verlegen lächelnd abwinkte.

Wie bei den Csomborys üblich, wurde noch bis tief in die Nacht hinein kontrovers diskutiert, doch bevor die Geschwister auseinandergingen, umarmten sie einander so innig, als würde es das letzte Mal sein.

Am nächsten Morgen fielen an der inzwischen fertiggestellten Mauer, die mit ihren roten Ziegeln und dem hellen Mörtel fast freundlich aussah, die ersten Schüsse. Peitschend hallten sie in Katalins Garten hinein.

Als Arpad zum Mittagessen kam, sagte er, dass die Schüsse mit den Pfeilkreuzlern zusammenhingen. »Sie exekutieren alle, die der verbotenen kommunistischen Partei angehören, und auch die, die wegen Sabotage angezeigt worden sind.«

Nun war es Katalin, die kreideweiß im Gesicht wurde. »Ich hätte als Eigentümerin des Nachbargrundstückes gegen diese Mauer protestieren sollen.« Sie strich sich die dunkle Locke aus der Stirn. »Ich werde es jetzt noch tun«, fuhr sie fort, »und wenn es sein muss, gehe ich bis ins Parlement.«

»Was willst du dort? Seit gestern herrscht Kriegsrecht, und es wird, wie man hören kann, seit heute ausgeübt.«

Katalin verstummte, als hätte man ihr das Todesurteil verkündet, und auch die anderen schwiegen.

Anusch kam täglich vorbei und berichtete, was sich in Erisas Garten ereignete. In der Nacht seien die ersten Verwundeten gebracht worden. »Die Männer jammern und schreien, dass Gott erbarm. Ich habe den Sanitätern drei Flaschen Aprikosenschnaps aus unserem Vorrat gegeben. Damit sollen sie die Verwundeten betäuben.«

»Das haben Sie gut gemacht«, sagte Erisa. »Sie wissen ja: Wenn Sie es im Haus nicht mehr aushalten, dann kommen Sie zu uns.«

»Ach, ich kann das Elend dort besser ertragen als die verdammte Schießerei im Rathaushof.«

Doch am nächsten Tag tauchte sie schon vor neun Uhr am Morgen wieder auf. Blass und zitternd setzte sie sich in einen Sessel.

»Was ist denn passiert?« Erisa ergriff ihre Hand und streichelte sie.

»Sie können sich nicht vorstellen«, begann Anusch stockend,

»wie es heute Nacht bei uns zugegangen ist.« Plötzlich hielt sie inne und blickte Ildiko an, die auf Katalins Schoß saß.

»Komm, mein Kind«, sagte Arpad und stand auf, »wir müssen noch die restlichen Briefmarken aus den Alben lösen und in Umschläge verpacken.«

Ildiko rutschte von Katalins Schoß und ging mit Arpad ins Herrenzimmer.

Anusch starrte auf die geschlossene Tür. Tränen liefen über ihre Wangen. »Heute Nacht ... Oh mein Gott ... die armen Frauen und Mädchen ...« Sie schlug die Hände vors Gesicht.

»Dann stimmt es also, was in den Nachrichten gemeldet wird«, flüsterte Helene. »Dann ist es keine Hetzgropaganda.«

Anusch schüttelte den Kopf. »Ich muss gleich wieder zurück. Ich kann diese armen Wesen doch nicht allein lassen.« Sie stand auf, bekreuzigte sich und ging.

»Was sollen wir nur tun?«, fragte Helene.

In diesem Augenblick erschien Arpad in der Tür.

»Erisa, Wally und auch du, Helene ...« Katalin blickte zu ihm auf. »Arpad, du musst die Frauen in Sicherheit bringen. Fahr mit Ihnen und den Kindern nach Wien.«

Arpad setzte sich zu Katalin und starrte sie wortlos an.

»Arpad, hast du gehört? Fahr mit ihnen nach Wien.«

»Wie sollen wir denn jetzt noch nach Wien kommen?«, fragte Helene.

»Mit der Kompanie aus Griechenland«, antwortete Arpad langsam, ohne sie anzusehen.

Helene wandte sich Katalin zu. »Aber wir verlassen Kischdorint nur dann, wenn du auch mitkommst.«

Katalin schüttelte den Kopf. »Auf keinen Fall.«

»Und wie ist es mit dir, Erisa? Ich meine ...«, sagte Helene mit erstickter Stimme, »... das ist doch jetzt eine ganz neue Situation.«

»Ich werde hier auf Erik warten. Ich habe die Deutschen überstanden, also werde ich auch die Russen überstehen.«

Katalin blickte von Arpad zu Helene. »Ihr kommt doch wieder?!«, sagte sie in einem Ton, der nicht wie eine Bitte, sondern wie ein Befehl klang.

Da stand Helene auf, ging zu Katalin und legte ihr die Hände auf die Schultern. »Wenn du hierbleibst, dann bleiben wir auch.«

Katalin ergriff Helenes Hände und drückte sie dankbar.

Helene wiederholte: »Dann bleiben wir auch.« Sie ging zurück zum Sofa und ließ sich fallen, als versagten ihr die Kräfte.

Helenes Worte wirkten wie eine Erlösung. Alle waren erleichtert, trotz des näher rückenden Kanonendonners. Auch fielen immer öfter Schüsse im Rathaushof, und ihr Krachen klang wie die Lederpeitschen der Csikosche beim Korbatschwettstreit.

Wenige Abende später – Arpad hatte gerade die Fensterläden verriegelt – klopfte jemand von außen gegen das Holz. Er nahm die Taschenlampe und ging hinaus. Am Gartentor stand ein Soldat in feldgrauer, über und über mit Morast bespritzter Uniform. Er salutierte und gab sich als Kradmelder der 9. Kompanie aus. Die Kompanie habe im unteren Teil der Allee Stellung bezogen und werde die Stadt um Mitternacht in Richtung Westgrenze verlassen. Er habe den Befehl, fuhr er fort, bemüht, langsam und deutlich zu sprechen, sich bei Herrn Csombory zu melden. Wenn der Herr sich mit seiner Familie der Kompanie anschließen wolle, dann werde man eine Stunde vorher mit einem Lastwagen zur Stelle sein.

»Wo stehen die Russen?«, fragte Arpad gepresst.

»Achtzehn Kilometer von hier.«

Arpad nickte ihm zu und wollte noch sagen, dass er das Ganze mit seiner Familie besprechen wolle, aber der Soldat hatte sich schon auf sein Motorrad geschwungen und fuhr, ohne den Scheinwerfer einzuschalten, die Allee hinunter in Richtung Bahnhof. Arpad sah hinter ihm her, bis ihn die Dunkelheit wie ein riesiger Rachen verschluckt hatte. Wild pochte sein Herz. Wie sollte er sich entscheiden? Er wusste, Helene hatte ihren Entschluss, zu bleiben, nur seiner Mutter zuliebe getroffen, auch wenn sie vor Angst … Und nun standen die Russen vor der Tür.

Als Arpad drinnen die Worte des Melders wiederholte, senkte Katalin einen Augenblick lang den Kopf, als betete sie. Dann rückte sie ihre Türkisbrosche zurecht und sagte: »So.« Als Erstes rief sie Anna und trug ihr auf, sie solle zu Laszlo gehen und ihn bitten, Wally und die Kinder mit dem Gepäck herzubringen. Dann wandte sich Katalin an Arpad. »Wenn Laszlo da ist, wirst du mit ihm eure Gepäckstücke aus dem Keller holen.«

Arpad nickte nur. Bevor Laszlo kam, würde er die Allee hinunter zur Kompanie gehen und schweren Herzens Bescheid sagen, dass man einen Lastwagen zu ihnen schickte.

Es gab noch viel zu tun, bis alles nach Katalins Vorstellungen erledigt war. Den großen Koffer aus Reißstroh mit Proviant füllen, das wollte sie unbedingt selber tun. Helene, die, wie es Arpad schien, auf einmal ihre Energie zurückgewonnen hatte, ging ihr mit einem Eifer zur Hand, als ginge es darum, die Ernte vor einem nahenden Gewitter einzubringen.

Nachdem Arpads Gepäck im Vestibül zum Abtransport bereitstand, zog Katalin sich mit den Ihren, Laszlo, Wally und den Kindern Klara und Tamasch, die inzwischen auch hergekommen waren, an den Kamin zurück. Es fielen keine großen Worte, und es wurden auch keine Ermahnungen ausgesprochen. Hin und wieder blickte einer von ihnen zur Kaminuhr aus blauem Porzellan.

Irgendwann drangen Männerstimmen zu ihnen. Arpad sprang auf. Doch anstatt hinauszugehen, blickte er hinauf zur weißen Stuckdecke. Das Gefühl der Verzweiflung überfiel ihn mit solcher Wucht, dass er sein Schicksal verfluchte. Warum war er damals nicht in Uruguay geblieben. Er sollte unbedingt etwas von der weiten Welt sehen. So wollte es seine Mutter, und ihm hatte es gefallen. Es war kein guter Stern gewesen, der ihn von dort zurückgebracht hatte, es war nur das Pflichtbewusstsein den Eltern gegenüber gewesen, weil sie ihm die Reise ermöglicht hatten. Und nun sollte er wieder in die Welt hinaus. Aber in welch grausame Welt.

Nach und nach standen auch die anderen auf. Erisa nahm Ildiko, drückte sie an sich und ging mit ihr hinaus. An der Rückseite des Lastwagens hob sie das Kind, von den Soldaten unterstützt, auf die Ladefläche, dann halfen Laszlo und Arpad Klara und Tamasch, Wally und Helene auf die Pritsche, und zum Schluss, nachdem er Erisa und Laszlo noch einmal umarmt hatte, stieg Arpad auf.

Als sich der Lastwagen in Bewegung setzte und langsam holpernd die Einfahrt verließ, lief Erisa hinterher und rief: »Ihr habt doch eine Plane über dem Kopf. Nicht wahr? Es ist eine Plane und kein Netz ...«

Katalin war im Haus geblieben, und niemand hörte sie weinen.

11

Seit der Flucht ihrer Kinder war in Katalin etwas zerbrochen. Mut und Tatkraft waren verschwunden, und alles, was um sie herum geschah, registrierte sie wie durch einen Schleier. Wenn sie sprach, dann nur von den Geflüchteten. Und immer wieder sagte sie: »Es ist so leer hier. Ich halte das nicht aus.«

Schon seit Tagen saß sie mit Erisa, Anna und Anusch im Keller und schaute antriebslos vor sich hin, gequält von dunklen Gedanken über das Schicksal ihrer Familie. Was war aus den Geflüchteten geworden? Hatten sie Wien heil erreicht? Waren sie in Sicherheit? Und was war mit Denesch? Die Russen hatten ihn unter Hausarrest gestellt. Wenigstens das wusste sie, wenn auch nur durch Zufall. Als sie, bevor sie mit Erisa Anna und Anusch in den Keller gezogen war, zum letzten Mal durch den Garten zum Tor vorging und auf die Allee hinausschaute, begegnete ihr der Mesner und flüsterte ihr die Nachricht zu. Und Laszlo? Und Ernö?

Die Lage oben auf den Straßen schien ruhig zu sein. Russische Truppen waren einmarschiert, aber es gab weder Kanonendonner noch Gewehrfeuer. Schon seit Tagen regnete es in Strömen. Das Rauschen drang wie eine einschläfernde dumpfe Melodie bis hinunter in die Kellerräume.

Irgendwann – Waren sie seit drei Tagen im Keller oder schon seit vier? Katalin wusste es nicht – stand sie müde aus ihrem Schaukelstuhl auf und murmelte: »Ich werde hinaufgehen und nachschauen, was da draußen vor sich geht.«

Erisa wollte ihr noch sagen, dass sie vorsichtig sein solle, aber sie schwieg und beobachtete mit gekrauster Stirn, wie Katalin langsam, als bereite es ihr unendliche Mühe, die Steinstufen hinaufstieg.

Durch die Sprossen der Fensterläden konnte Katalin weder Zerstörungen noch einen martialischen Militäraufmarsch erkennen. Alles, was sie sah, waren russische Soldaten, die im strömenden Regen zusammengesunken auf Last- und Panjewagen saßen und, gleichgültig vor sich hindösend, wohl darauf warteten, dass es weiterging.

»Ich habe mir die Sieger ganz anders vorgestellt«, sagte sie, als sie wieder im Keller war. »Wenn man geahnt hätte, dass die Einnahme von Kischdorint so friedlich verläuft, dann hätten wir uns nicht zu verkriechen brauchen, und Arpad hätte mit den Frauen und Kindern nicht fliehen müssen.« Schwer ließ sie sich in ihren Stuhl fallen.

»Aber weiß man, ob es so ruhig bleibt?«, wandte Erisa ein.

»Warum nicht? Seit die Russen da sind, wird selbst an der Mauer nicht mehr geschossen«, erwiderte Katalin. »Am liebsten würde ich die Kinder zurückholen, aber niemand sagt mir, wie.«

Erisa, die neben Katalins Schaukelstuhl stand, die Schultern gegen die Holzlatten eines Verschlags gelehnt, merkte auf. Dieses »Niemand sagt mir, wie« hatte sie aus Katalins Mund noch nie gehört. Sie hatte bei ihren Entscheidungen nie den Rat anderer gebraucht. »Das kann auch ich dir nicht sagen«, antwortete sie zögernd. »Glaubst du nicht, dass ich Erik sofort nach Hause rufen würde, wenn ich wüsste, wie? Der Krieg hat alles Leben gelähmt. Du siehst ja, selbst die Verbindung zu unseren Brüdern ist abgerissen, und die leben doch wie wir in Kischdorint.«

»Du hast leicht reden. Wahrscheinlich kannst du die Tage zählen, bis Erik wieder bei dir ist. Ich aber weiß nicht einmal, ob die Meinen heil in Wien angekommen sind. Nicht einmal das. Die Sorge um sie bringt mich noch um.« Katalin wischte sich mit einem Taschentuch die Tränen aus den Augen. »Und was wird mit Denesch werden? Vielleicht schicken die Russen ihn sogar nach Sibirien …« Ihre Stimme brach.

Erisa legte wortlos die Arme um sie und küsste sie auf den Scheitel.

Weil es weiterhin ruhig blieb, beschlossen die Frauen, die Kellerräume zu verlassen. Sie waren gerade mit Kleidungsstücken auf den Armen im Vestibül angekommen, als es an der Eingangstür heftig polterte. Erschrocken blickten sie einander an.

»Vielleicht ist es Laszlo oder Ernö?« Katalin griff in die Tasche ihres blau-grün karierten Rocks und zog einen Schlüsselbund heraus.

»Frau Katalin, seien Sie vorsichtig«, mahnte Anusch.

»Lass mich das machen.« Erisa hielt die Hand hin, damit Katalin ihr den Schlüssel gab.

Katalin schüttelte den Kopf. »Ihr drei nehmt die Sachen und geht in den Keller zurück.«

Wieder polterte es an der Tür. Erisa, Anusch und Anna rafften alles zuammen und gingen die Treppe wieder hinunter, Erisa als Letzte, mit einem sorgenvollen Blick auf Katalin.

Katalin schloss zuerst die zwei Glastüren, dann die Holzflügel der Außentür auf und sah sich einem russischen Offizier und einem Mann in Zivil gegenüber. Hinter ihnen hatten sich zwei russische Soldaten postiert.

»Bitte? Sie wünschen?«, fragte Katalin mit rasendem Herzen.

Der Russe, ein stattlicher Mann mit breitem Gesicht, ratterte mit seiner Basstimme etwas herunter, das der Zivilist, der eine abgewetzte Baskenmütze trug, dienstbeflissen übersetzte. »Der Genosse Hauptmann«, sagte er in akzentfreiem Ungarisch, »hat den Befehl, dieses Haus für den Genossen Kommandanten zu beschlagnahmen.«

»Verschonen Sie mich mit Ihren Genossen«, murmelte Katalin und trat zur Seite. »Bitte, Herr Hauptmann, treten Sie ein, aber die da …« Sie zeigte auf die Soldaten. »… kommen mir mit ihren verdreckten Stiefeln nicht ins Haus.«

Der Russe grinste, dann erteilte er den Soldaten einen Befehl, die sich daraufhin zu beiden Seiten des Eingangs aufstellten. Er aber putzte sich auf dem Schuhabtreter die Stiefel sorgfältig ab. Bevor er das Vestibül betrat, forderte er den Dolmetscher, den er Kovacs nannte, auf, ihm zu folgen.

Katalin erfuhr, dass der Kommandant noch am selben Tag einziehen wollte.

»Ausgeschlossen!«, protestierte sie. »Schließlich muss ich für mich zuerst eine Bleibe suchen, was angesichts der vielen Flüchtlinge und Ausgebombten in der Stadt nicht von heute auf morgen zu schaffen sein wird.«

Der Dolmetscher übersetzte, und Katalin beobachtete, wie sich das Gesicht des russischen Offiziers verdunkelte. Sie senkte den Blick und fuhr mit der Hand über die polierte Tischplatte.

»Können wir Ihnen dabei helfen?«, hörte sie den Offizier plötzlich auf Ungarisch fragen. Überrascht blickte sie auf. Ein Hoffnungsschimmer durchzuckte sie. »Sie können Ungarisch?«

Der Offizier nickte.

»Wozu brauchen Sie dann einen Dolmetscher?«

»Befehl ist Befehl, gnädige Frau. Also, können wir Ihnen dabei helfen?«

»Ich werde schon eine Lösung finden.« Sie zögerte. »Aber Sie können mir einen Wunsch erfüllen. Bitte sorgen Sie dafür, dass der Hausarrest des Dekans, er ist mein Bruder, aufgehoben wird.«

»Das muss erst geprüft werden.«

»Dann tun Sie es bitte, und Sie werden feststellen, dass es keinen Grund gibt, ihn festzusetzen.«

»Der Hausarrest ist nicht vom Militär, sondern von unseren Kommissaren erlassen worden.«

Katalin seufzte. Sie musste unbedingt Zeit gewinnen. »Ich kann ihm das Haus erst am späten Abend überlassen«, sagte sie schließlich. »Richten Sie ihm das bitte aus.«

Da stand der Russe auf, klopfte auf das Zifferblatt der Wanduhr wie auf ein Barometer und zeigte auf die Sieben.

Katalin schüttelte den Kopf. »Ausgeschlossen. Ich schaffe es nicht, bis sieben Uhr zu packen. Ich kann doch unsere persönlichen Sachen mitnehmen?«

Der Offizier sagte etwas zu dem Dolmetscher.

»Wir möchten jetzt das Haus besichtigen«, übersetzte der Ungar.

Schwerfällig, als wären ihre Glieder aus Blei, stand Katalin auf und führte die Männer durch die Schiebetür in den Salon. Sie konnte es nicht verhindern. Sie musste ihr schönes Heim verlassen, damit irgendwelche Soldaten einzogen. Und wenn die das Haus wieder verließen, fände sie es ruiniert vor. Ihre Kinder kehrten bestimmt bald heim. Wo sollte sie dann mit ihnen wohnen?

Im oberen Stockwerk zeigte sie dem Offizier die Schlafräume. In Katalins Zimmer hing ein Bild von Denesch im Talar, hochgewachsen, mit einem asketischen Gesicht.

»Ist das Ihr Bruder?«

»Ja, das ist der Dekan.«

Der Offizier zog Block und Bleistift aus der Brusttasche seiner Uniformjacke und schrieb etwas auf, dann ging er die Treppe hinunter. Unten tippte er wieder auf das Zifferblatt der Wanduhr. »Sagen wir um zehn. In Ordnung?«

Erleichtert schob Katalin die dunkle Locke aus der Stirn. »Ich danke Ihnen.« In zwölf Stunden also. Sie hatte drei Stunden dazugewonnen, aber verhindern konnte sie nichts.

Der Offizier tippte noch einmal auf die Zehn, dann setzte er seine Tellerkappe auf, salutierte und verabschiedete sich auf Ungarisch. Der Dolmetscher folgte ihm grußlos. Katalin blickte ihnen gedankenverloren nach und registrierte kaum, dass die beiden Soldaten rechts und links der Haustür stehen blieben.

Erisa, Anusch und Anna standen am Fuß der Kellertreppe und warteten. »Wir müssen heute noch das Haus verlassen«, sagte Katalin und ging ihnen entgegen. »Nur ein Wunder kann uns noch retten. Ich weiß nicht, wie wir mit unserem Gepäck von hier wegkommen sollen.«

»Dazu brauchen wir kein Wunder«, antwortete Erisa, »sondern einen Plan, was wir mitnehmen wollen. Wir packen alles auf drei Handwagen und ziehen damit in mein Haus.«

Katalin winkte ab. »Wir müssen …« Hilflos hob sie die Hände und ließ sie wieder sinken. »… das Regenfass. Wir müssen es unbedingt herausheben und die Stahlkassetten mitnehmen.«

»Das machen Anna und ich, wenn es dunkel ist«, entschied Anusch.

Plötzlich fiel jenseits der Mauer ein Schuss. Erisa wurde blass, und Anna fing an zu jammern.

»Was machen wir jetzt mit den Kassetten?« Ratlos blickte Katalin zu Erisa.

»Es bleibt dabei«, antwortete Anusch. »Wir warten, bis es dunkel ist.«

Warum waren zwei russische Soldaten vor der Tür postiert? Und warum waren die Fensterläden geschlossen? War Katalin vielleicht geflohen? Und Erisa? An wen sollte er sich wenden? An Laszlo, an den Apotheker oder an den Dekan? Budapest war noch immer in deutscher Hand. Dorthin konnte er nicht. Wenn die Wachen nicht vorhin ihren Platz verlassen und Schutz unter einem Baum gesucht hätten, um eine Zigarette zu rauchen, hätte er nicht einmal in den Vorgarten eindringen und sich unter den Thujabüschen, die an der Schmalseite des Hauses entlang wuchsen, verstecken können. Warum hörte es nicht auf zu regnen? Gott sei Dank wurde es allmählich dunkel. Das war immerhin ein Vorteil. Aber diese Schüsse … Was hatten die zu bedeuten? Wer schoss? Und wo und warum? Vorsichtig spähte er um die Hausecke in den hinteren Garten. Die Schüsse kamen wohl von hinter der Mauer. Sie musste neu sein, er hatte sie jedenfalls noch nie gesehen. Er sollte versuchen, die Terrasse zu erreichen. Wenn der Boden nur nicht so glitschig wäre. Von den Büschen tropfte ihm das Wasser in den Nacken. Vorsichtig stand er auf und lief geduckt an der Rückseite des Hauses entlang, nahm die drei Stufen zur Terrasse hoch und presste sich an die Tür.

»Katalin, noch die Damastservietten, dann ist alles gepackt.« Erisa! Es war Erisas Stimme. Er klopfte. »Erisa, ich bins …«

Plötzlich wurden die Türflügel aufgerissen, und Erisa sank in seine Arme.

»Erik ist gekommen«, sagte Katalin immer wieder. »Erik ist gekommen.« Mit zuckendem Kinn umarmte sie ihn, dann führte sie ihn zu einem Sessel, nahm vom Sofa ein paar Kissen, und stopfte sie ihm, als wäre er krank, in den Rücken. Erisa nahm ihr Taschentuch, kniete vor Erik nieder und trocknete ihm das Gesicht ab.

»Sie müssen als Erstes ein heißes Bad nehmen, damit Sie sich keine Lungenentzündung holen.«

»Ob dafür die Zeit noch reicht?«, warf Katalin ein.

Erik schaute fragend von Katalin zu Erisa. »Was ist los?«

Erisa streichelte über seine Wange. »Jetzt nicht. Später haben wir noch viel Zeit, über alles zu sprechen.« Dann stand sie auf, ging zur Küchentür und sagte zu Anna und Anusch, sie sollten den Badeofen anheizen.

Wieder fiel ein Schuss, und Erik griff sich ans Herz.

»Wer schießt denn hier?«

Erisa nahm seine Hand und presste sie an ihre Wange. »Die Russen und die Kommunisten. Sie stellen die Pfeilkreuzler an die Wand und die, die mit den Deutschen kollaboriert haben. Sie machen jetzt dasselbe, was vorher die anderen mit den Kommunisten und Saboteuren getan haben.«

»Deshalb also diese Mauer.« Er fuhr sich durch sein feuchtes Haar. »Dann haben die einen ihren Niedergang mit Erschießungen besiegelt, und unsere Befreier feiern mit Exekutionen ihren

Sieg. Und ich habe immer geglaubt, dass Befreiung Freiheit und Frieden bedeutet.« Suchend blickte er um sich. »Wo sind eigentlich Arpad und Helene und Ildiko?«

»Sie sind geflohen«, sagte Katalin leise und wandte sich ab. Sie konnte ihre Tränen nicht zurückhalten.

Später, als Erik in einem Anzug von Arpad im Durchgang zum Salon auftauchte, rief Anusch: »Jesusmaria, der gnädige Herr ist ohne Bart und Bauernweste wieder genauso elegant wie früher.« Dann trug sie einen schweren Koffer ins Herrenzimmer.

Erik sah sich irritiert um. »Warum stehen eigentlich überall Koffer herum?«

»Katalin muss noch heute ihr Haus verlassen, weil es für den russischen Kommandanten beschlagnahmt ist«, antwortete Erisa und ging ihm entgegen. »Um zehn Uhr müssen wir weg sein. Wir werden in unser Haus ziehen.«

»Du und Erisa, ihr werdet mich vorerst am Hals haben«, sagte Katalin und ließ sich schwerfällig auf einen Stuhl sinken. »Später kann ich dann vielleicht bei Laszlo oder Ernö unterkommen.«

»Erlaube, aber du gehörst zu uns«, erwiderte Erik.

Wieder fielen Schüsse.

»Am Ende müssen wir dem Kommandaten noch dankbar sein, dass er uns von hier vertreibt«, sagte Erisa und lächelte, »am Stadtrand ist von dieser Schießerei bestimmt nichts zu hören.«

Katalin seufzte. »So wie jetzt, so wird es nicht bleiben. Eines Tages wird mein Haus wieder im Besitz meiner Familie sein.«

»Bestimmt, liebe Katalin, ganz bestimmt.«

Plötzlich drang höllischer Lärm aus dem Garten zu ihnen. Katalin stand auf, ging zur Terrassentür und schaute durch die Ritzen. Vorsichtig schob sie die Außentür einen Spalt breit auf und winkte die anderen zu sich. »Schaut euch das mal an.«

Im Licht, das aus den Rathausfenstern herüberschwamm, sahen sie einen russischen Soldaten auf der Mauer stehen und mit einem Gewehr herumfuchteln. Dann tauchten noch andere Männer auf der Mauer auf, riefen irgendetwas und zeigten in Katalins Garten. Plötzlich sprang der erste Soldat von der Mauer auf die Laube und brach krachend mit dem Dach ein. Die anderen hangelten sich von der Mauer herunter, brachen die Laubentür gewaltsam auf und befreiten den Soldaten, der mit dem Gewehrkolben gegen die stehen gebliebenen Wände schlug und dabei den Kopf schüttelte. Nun begannen die Männer, den Garten abzusuchen, zertrampelten die Rabatten, warfen die Rosenstöcke samt den bunten Glaskugeln um und stachen mit den Bajonetten in den Rasen. Als auch die letzte Glaskugel in Scherben lag, war Katalin mit ihrer Geduld am Ende. Entschlossen riss sie die Türflügel auf und ging hinaus.

»Was machen Sie in meinem Garten?«, rief sie von der Terasse aus den Soldaten zu.

Die Männer hielten ein und leuchteten Katalin mit ihren Stablampen ins Gesicht. Sie hob die Hand und schirmte ihre Augen ab. Einer löste sich aus dem Trupp.

»Wir suchen einen Delinquenten.«

»Ach, Sie?« Katalin erkannte den Dolmetscher vom Vormittag an seiner Baskenmütze. »Wie soll der denn hierhergekommen sein?«

»Wir haben gesehen, wie er über die Mauer geklettert ist.«

»Dann hat er sich wohl in Luft aufgelöst, wie? Sie sehen doch, dass außer Ihnen allen niemand hier ist«, sagte sie barsch. »Verlassen Sie auf der Stelle mein Grundstück!«

»Wir werden das Haus durchsuchen müssen«, sagte der Dolmetscher.

»Wie? Nicht genug, dass Sie meine Rondelle zertrampelt haben, nun wollen Sie auch noch die Zimmer auf den Kopf stellen? Jetzt werde ich Ihnen mal was sagen: Der russische Stadtkommandant kann jede Minute hier eintreffen, um in mein Haus einzuziehen. Sagen Sie das den Soldaten.«

Der Dolmetscher sah sie einen Augenblick lang finster an, dann beriet er sich mit den Soldaten, woraufhin sich alle in Bewegung setzten und das Grundstück verließen. Katalin blickte noch einmal in den Garten, aber es war niemand zu sehen. Dann ging sie hinein.

Anusch und Anna kamen ihr entgegen. »Wir wollen jetzt die Kassetten unter dem Regenfass herausholen«, sagte Anusch.

»Ist das nicht zu gefährlich? Vielleicht kommen die Soldaten zurück, wenn sie im Garten etwas hören«, sagte Erik.

»Die Horde durchkämmt jetzt bestimmt die Straßen nach dem Delinquenten«, entgegnete Anusch und verließ zusammen mit Anna den Raum. Doch schon kurz darauf kehrten die beiden aufgeregt zurück.

»Er sitzt im Regenfass!«, rief Anusch.

»Wer?«, fragte Erik.

»Ein Mann«, sagte Anna.

»Anna, du siehst Gespenster«, erwiderte Katalin.

»Keine Spur«, versicherte Anusch. »Ich habe ihn mit eigenen Augen gesehen und sogar mit ihm gesprochen. Ich hatte gerade das Brett vom Fass zur Seite geschoben, als mir jemand aus dem Fass etwas zuflüsterte. Ich bin so erschrocken, dass ich beinahe selbst ins Fass gefallen wäre. Es stimmt, am Boden kauert ein Mann. Er behauptet, der Neffe von Frau Katalin zu sein.«

»Ödön …«, sagte Katalin nur.

»*Helfen Sie mir! Ich muss fliehen. Die Russen suchen mich!*, hat er zu mir gesagt«, fuhr Anusch fort. »Da habe ich gesagt, dass ich zuerst meine Herrschaft fragen muss, vor allem Herrn Erik. Der ist seit heute Gott sei Dank wieder da. Dann habe ich das Brett wieder über das Fass geschoben.«

»Was machen wir jetzt mit ihm?«, fragte Erisa.

»Wir werden ihm selbstverständlich helfen«, antwortete Erik.

»Macht, was ihr wollt. Ich werde keinen Finger für ihn rühren, auch wenn er der Sohn meiner Schwester ist.« Katalin seufzte, zog aber zu guter Letzt ihren Schlüsselbund hervor, suchte einen Schlüssel aus und hielt ihn Anusch entgegen. »Damit schließen Sie das kleine Gartentor hinten links in der Ecke auf.«

Anusch nahm den Schlüssel und ging mit Anna hinaus. Kurz danach hörte man die Angeln der schmalen Gartentür, die mit Wicken übersponnen war, leise quietschen. Dann legte sich eine stählerne Ruhe über Haus und Garten.

Bald darauf konnte Erik dem Kommandanten den Hausschlüssel übergeben. Dann zog er mit Katalin, Erisa, Anusch, Anna und drei Handwagen, vollgepackt mit Koffern, obendauf Katalins Schaukelstuhl, bei strömendem Regen am Rathaus vorbei, über den Marktplatz und weiter zu Erisas Haus.

12

Über seine abenteuerliche Rückkehr nach Kischdorint erzählte Erik nur wenig. Er wollte Erisa und Katalin nicht im Nachhinein noch ängstigen, und so berichtete er nur, dass russische Soldaten wenige Tage nach der Kapitulation die Hütte überfallen und alle festgenommen hätten. Zum Glück sei ihm sein Ausweis mit dem eingestempelten Stern und dem *ZS* darin eingefallen, und der hätte allen das Leben gerettet.

»Warum hat es denn so lange gedauert, bis du hier angekommen bist?«, fragte Katalin. »Die Grenze ist doch nur eine Tagesreise von uns entfernt.«

Plötzlich schrak Erisa hoch. »Mein Gott … Sie sind den kämpfenden Truppen gefolgt …«

Erik nickte. »Sozusagen.«

Erisa blickte ihn fragend an, aber er wiederholte nur: »Sozusagen.«

Sie hatten sich in ihrem Haus, so gut es ging, eingerichtet. Die Räume waren beheizt, an Lebensmittel mangelte es ihnen nicht, und auch nicht an Besuchen von der Familie. Trotzdem hatte jeder für sich reichlich Zeit, sich mit Zukunftsplänen zu befassen: Erik und Erisa mit ihrer Fahrt nach Budapest, sobald die Deutschen abgezogen waren, und Katalin mit ihrer Reise nach Wien zu ihren Kindern.

Ernö, der Apotheker, und der Dekan, der seit der Aufhebung seines Hausarrestes beim Apotheker lebte, meinten, man sollte wenigstens so lange warten, bis sich die anderen aus Wien und Budapest meldeten. Für Laszlo, den sich Katalin eigentlich als Begleiter wünschte, kam eine Reise jedoch nicht mehr in Frage, er litt seit dem Jahreswechsel an Schwindelanfällen.

Anfang Februar war es dann bei Erik und Erisa so weit. Bei minus neunzehn Grad, an einem Morgen, an dem die Sonne schon früh die dünne Wolkenschicht durchbrach und die feinen Eiskristalle in der Luft zum Glitzern brachte, als wären sie Silberstaub, brachen die beiden auf. Katalin bestand darauf, dass sie unter ihren Mänteln zwei Pullover und zwei Strickjacken anzogen. »Wer weiß, wie lange ihr unterwegs seid.« Anusch schenkte Erisa ein dreieckiges Häkeltuch, das sie sich um den Kopf wickeln und über Kreuz um Brust und Rücken binden sollte, so wie es die Frauen auf dem Lande im Winter taten.

»Versprich uns, dass du so lange in unserem Haus bleibst, bis der Kommandant aus deinem wieder ausgezogen ist«, sagte Erik beim Abschied zu Katalin, dann machten sie sich zu Fuß auf den Weg zum Bahnhof. Auf den Einspänner mussten sie verzichten. Den hatten die Deutschen, als sie sich mit dem Verbandplatz nach Nordwesten absetzten, samt Laczi mitgenommen. Ihr Gepäck, zwei kleine Taschen, einen Proviantkoffer und einen großen Lederkoffer, hatten sie auf einem Rodelschlitten festgezurrt. Erik zog ihn über die dünne Eisschicht, die das Pflaster bedeckte, und Erisa schob von hinten.

Von Kischdorint in die Kreisstadt, von wo aus Erisa mit dem Kurier der Deutschen ihre zweite Reise zu Erik antreten wollte, fuhren noch keine regulären Züge. Sie mussten die alte rot und grün bemalte Schmalspurbahn nehmen, die die Bauern immer schon von ihren Gehöften in die Nachbarorte und in die Kleinstädte der Umgebung brachte. Wegen der dicken Kleidung bewegten sie sich so steif und unbeholfen, dass sie Schwierigkeiten hatten, ihr Gepäck über die hohen Stufen auf die Platttorm zu heben und dann selber einzusteigen.

Von der Kreisstadt aus mussten sie sich mit Fuhrwerken begnügen, weil die Gleise von Bombeneinschlägen beschädigt waren. Zwei Nächte verbrachten sie in Bauernhäusern und schliefen in winzigen unbeheizten Kammern, wo es nach ranzigen Ausdünstungen und ungelüfteter Kleidung roch.

Die letzte Etappe legten sie auf einem russischen Lastwagen zurück, der Kohle nach Pest brachte. Sie saßen auf der verdecklosen Pritsche, auf der sie sich hinter dem Fahrerhaus eine Kuhle in die Steinkohlen gegraben hatten. Und so fuhren sie, rußverschmiert und frierend, mit den beiden Russen, die im Fahrerhaus immer wieder *Kalinka* anstimmten, in Pest ein.

Der Morgen graute schon, als der Fahrer sie just vor jenem Kaffeehaus absetzte, in dem Erisa und Tery damals in die Ausweiskontrolle geraten waren. Wieder sah Erisa die Frau mit dem kleinen Mädchen und den Lastwagen vor sich, und sofort spürte sie das bedrohliche Ziehen im Kreuz. Ob das Leben dieses kleinen Mädchens ebenso jäh erloschen war wie das Leben ihres ungeborenen Kindes? Sie streifte die Fäustlinge ab und wischte sich verstohlen die Tränen aus den Augen.

Um zum Andrassyweg zu gelangen, mussten sie große Umwege machen, weil ganze Straßenzüge wegen Einsturzgefahr oder als militärisches Sperrgebiet abgeriegelt waren. Und so standen sie mit ihrem Rodelschlitten plötzlich vor dem hohen Bretterzaun, der das Ghetto umgab.

Erik beugte sich vor und spähte durch eine der Ritzen. »Gott behüte«, murmelte er mit zitternder Stimme, »dass die Eltern und Tery auch hierhergebracht wurden.«

»Machen Sie sich keine Sorgen. Sie waren doch in einem Schutzhaus untergebracht«, erwiderte Erisa.

»Suchen Sie jemanden?«, hörten sie plötzlich hinter sich eine Männerstimme in strengem Ton fragen. Erschrocken fuhren Erik und Erisa herum. Vor ihnen stand ein hagerer Mann mit abgezehrtem Gesicht. Unter seinem schwarzen Hut lugten Ohrenschützer hervor.

»Nein.« Erik antwortete so laut, dass Erisa zusammenzuckte.

»Sie kommen von außerhalb, nicht wahr?« Der Mann musterte Erisa, die noch immer Anuschs dickes Häkeltuch wie eine Marktfrau um Kopf und Schultern gebunden hatte.

»Aus der Puszta«, sagte sie.

»Dann kennen Sie sich hier bestimmt nicht aus«, entgegnete der Mann und deutete gleichzeitig über den Zaun, als verdiente er sein Geld als Fremdenführer. »Schau'n Sie. Dort drüben, in der Sipstraße, in dem Haus, von dem nur das obere Geschoss und das Dach zu sehen sind, hat der Judenrat mit Eichmann über den Verbleib der Budapester Juden verhandelt. Kommen Sie …« Er packte Erik beim Arm und bog mit ihm um die Ecke. Nach wenigen Schritten blieb er stehen. Erisa folgte ihnen. »… hier, in diesem Hof, kommen Sie, schau'n Sie …« Er schob Erik ganz nahe an eine Ritze in dem Bretterzaun heran. »… hier liegen viele unserer Brüder und Schwestern begraben, die in diesem Ghetto gestorben sind. Was heißt, begraben? Man hat sie in Massengräbern verscharrt. Aber es heißt, dass die bald geöffnet werden, damit die Toten würdig beerdigt werden können. Man will nur warten, bis die Kälte bricht.«

Als Erisa sich näherte, um auch durch den Spalt zu schauen, schob Erik sie sanft weg. Schweigend schüttelte er den Kopf.

»Woher kamen die Leute, die man in dieses Ghetto gebracht hat?«, fragte er.

»Es waren all jene, die in diesem Viertel wohnten, also in der Sipstraße, in der Dobstraße, in der Dohanystraße und in der Wesselenystraße. So mussten sie um dieses Karree nur einen Zaun ziehen«, sagte er. »Später schleppten dann die Pfeilkreuzler noch viele aus den Schutzhäusern hierher.«

Erik wollte fragen, ob er zufällig etwas von einer Familie namens Reich gehört habe, aber der Mann fuhr fort: »Der jüdische Arbeitsdienst, der im Jüdischen Museum untergebracht war und tagtäglich ausrückte, um in den Rüstungsbetrieben zu arbeiten, konnte, dem Herrn sei Dank, immer wieder helfen. Schau'n Sie …« Er hob die Hände, die Innenflächen zeigten nach außen. »… Was soll ich Ihnen sagen? Die Männer haben Medikamente, Briefe und Päckchen ins Ghetto geschmuggelt. Sie haben in die Mauer zwischen dem Museum und der Synagoge ein Loch gehauen, durch das sich so mancher hindurchzwängen und in die Freiheit fliehen konnte. Die Männer vom Arbeitsdienst haben ihr Leben riskiert …«

»Ist Ihnen der Name Reich bekannt?«, fragte Erik ungeduldig dazwischen.

»Reich?« Der Mann überlegte, dann schüttelte er den Kopf. »Nein. Den Namen habe ich im Ghetto nicht gehört.«

Erik atmete auf.

»Sind das Ihre Angehörigen?«

»Daniel, Margit und Tery Reich, meine Eltern und meine Schwester.«

Der Mann zuckte mit den Schultern. »Wissen Sie, zum Schluss haben sie noch so viele aus den Schutzhäusern ins Ghetto geschleppt, dass niemand mehr einen Überblick hatte. Und ab Dezember hat Eichmann alle genommen, die noch irgendwie arbeiten konnten, Männer, Frauen, Halbwüchsige, und hat sie zu Fuß in Richtung österreichische Grenze gejagt, um Schützengräben auszuheben.«

»Sind inzwischen welche zurückgekehrt?«

Wieder schüttelte der Mann den Kopf. »Nicht ein Einziger. Und bis jetzt haben wir von den Zuständen an der Grenze auch noch nichts in Erfahrung bringen können. Das Grenzgebiet ist ja immer noch in deutscher Hand …«, sagte er mit matter Stimme, als schwände ihm die Kraft.

Erisa liefen Tränen übers Gesicht, die auf der kalten Haut wie Feuer brannten. »Aber nicht mehr lange«, entgegnete sie und wischte sich über die Wangen.

»Sind noch Menschen im Ghetto?«, fragte Erik.

»Aber nein. Gestern sind die letzten ausgezogen, außer denen, die immer schon in diesen Straßen wohnten, und ein paar wenigen Menschen, die kein Dach mehr über dem Kopf haben, so wie ich und meine Frau.«

»Und die, die ausgezogen sind, wohin sind die gegangen?«

»Zurück in ihre Wohnungen und Häuser, aber viele wollten einfach nur weg. Sie hatten von Europa genug und redeten von

Übersee.« Plötzlich wurde die Stimme des Mannes hart. »Wo sind Sie und Ihre Frau eigentlich die ganze Zeit gewesen?«

Erik hätte den Mann am liebsten angeschrien, dass ihn das nichts anginge, doch stattdessen sagte er nur: »Meine Frau ist Christin. Sie und ihre Familie haben mich versteckt.«

Der Mann sah ihn lange schweigend an, dann sagte er nur: »Der Gerechte hat es so gewollt. Er hat gewollt, dass Sie sich verstecken.«

Erik wandte sich ab. Weinend lehnte er sich gegen den Zaun. Erisa ging zu ihm und legte ihren Kopf an seine Schulter. »Sie dürfen nicht mehr daran denken, was war, sondern nur noch daran, was sein wird. Bald werden wir am Andrassyweg bei den Eltern sein.«

Sie verabschiedeten sie sich von dem Mann und zogen in gebeugter Haltung weiter.

Als sie schließlich den breiten Boulevard erreichten, blieben sie staunend stehen.

»Hier scheint nichts zerstört zu sein«, kam es von Erisa erleichtert. »Gott sei Dank. Jetzt bin ich sicher, dass auch unser Elternhaus noch steht und dass wir alle wohlbehalten vorfinden werden.« Mit neuer Kraft schob Erisa den Rodelschlitten an.

Eine Wintersonne, die so blass war, als kränkelte sie, stand über dem Reichschen Haus. Erik starrte die taubengrauen Mauern an. Irgendwann, dachte er, hatte er dieses Haus verlassen, und er hatte die ganze Zeit über verdrängt, wie tief er damit verwurzelt war. Sein Vater hatte ihm inzwischen verziehen, aber wie würde die Begrüßung zwischen ihnen ausfallen, wenn sie einander nach so langer Zeit wieder gegenüberstanden? Und wenn sein Vater nicht mehr lebte, hätte er nie mehr die Möglichkeit, sich mit ihm auszusöhnen. Ihm schien, als stünde er vor einer Nebelwand, und er wusste nicht, was sie ihm enthüllte, wenn sie sich lichtete. »Wie schief das schmiedeeiserne Tor in den Angeln hängt. Hier wohnt bestimmt niemand mehr«, sagte er mutlos.

Vom Heldendenkmal am oberen Ende der Straße stob ihnen ein eisiger Wind entgegen. Erisa schob das Tor auf und ging die breiten Stufen hinauf, dann drehte sie sich um. »So kommen Sie doch.« Sie ergriff den dicken Messingring im Maul des Löwenkopfes. Die Eingangstür gab nach und öffnete sich einen Spaltbreit. »Kommen Sie.«

Erik zog und zog, aber der Schlitten bewegte nicht mehr von der Stelle.

Erisa ging zurück und half ihm. »Wir tragen das Gepäck einzeln ins Haus, und den Schlitten stellen wir neben der Tür ab.«

Im Vestibül war es so finster wie in einer Katakombe. Erik ging gezielt, als hätte er erst gestern dieses Haus verlassen, zum Lichtschalter, der sich neben einer hohen Flügeltür befand, und drehte ihn nach rechts und links, aber es blieb dunkel.

Plötzlich drang ein leises Husten zu ihnen.

»Haben Sie das gehört?«, flüsterte Erisa.

Erik schob die Tür zum großen Speisezimmer auf und winkte Erisa zu sich. Der Raum sah aus wie ein Möbellager. Im spärlichen Licht, das durch die Rolladensprossen hereindrang, sah Erik, dass es Möbel waren, die ursprünglich hier gestanden hatten, aber auch solche, die aus den anderen Räumen stammten. Dazwischen lagen zusammengerollte Teppiche. Entlang den Wänden standen Bilderrahmen, die Vorderseiten zeigten zur Wand. Auch der Flügel aus dem Salon stand jetzt hier, auf dessen Deckel sich in einem großen Durcheinander Notenblätter, Bücher und Bildbände stapelten, als hätte jemand sie dahingelegt und dann keine Zeit mehr gehabt, sie zu sortieren und wegzupacken. Erisa blickte sich um.

»Tery, bist du's?«

»Das ist Mutters Stimme.« Erik zwängte sich durch die engen Möbelreihen und riss die Tür zum Zimmer seiner Mutter auf. »Nein, Mama, Erisa und ich sind gekommen.«

Er kniete vor seiner Mutter nieder, die, in Decken gehüllt, in einem hohen Ohrensessel saß.

Sie nahm seine Hände und presste sie an ihre Wangen. »Erisa und du«, sagte sie leise, aber gefasst. »Papa hat gesagt: *Bald werden Erik und Erisa kommen* ...« Dann sackte sie in sich zusammen.

Erik hob seine Mutter hoch, sie war leicht wie eine Feder geworden, und suchte einen Platz, wo er sie betten konnte.

»Hierher, hierher«, flüsterte Erisa, die inzwischen einen Diwan entdeckt hatte.

Als sie lag, mit einer warmen Decke zugedeckt, öffnete Margit Reich die Augen. »Ich bin so froh, dass ihr gekommen seid.«

»Wo ist Tery, meine liebe Tery?«, fragte Erisa.

Margit Reich versuchte, den Kopf anzuheben.

»Nicht. Bitte, bleib liegen.« Erisa streichelte über ihre Stirn.

»Tery kommt erst am Abend nach Hause.«

Fragend blickten Erik und Erisa sich an. War es möglich, dass die Mutter verwirrt war?

»Bist du sicher?«, fragte Erik.

»Natürlich. Sie bringt doch jeden Tag das Essen mit.«

Stimmlos, nur die Lippen bewegend, sagte Erisa: »Sie fantasiert.«

Erik hob die Schultern, dann zog er einen Stuhl heran und setzte sich. »Und Papa, wo ist Papa?«

Margit Reichs Lippen begannen zu beben. »Mein Sohn, glaube mir, Tery und ich haben ihn gepflegt. Im Schutzhaus wie im Ghetto. In seiner letzten Stunde habe ich ihm die Hände gestreichelt. *Mein Engel, ich liebe dich. Ich liebe euch alle*, hat er gesagt. Dann hat er die Augen aufgerissen, durch den weit geöffneten Mund nach Luft geschnappt und sie sterbend ausgehaucht.« Margit Reich hob die Hände vors Gesicht. »Und jetzt ist er in einem Massengrab verscharrt ...«

Erik stöhnte auf, als hätte ihm jemand ein Messer in die Brust gestoßen. »Bitte weine nicht«, sagte er unter Tränen. »Sie werden die Massengräber bald öffnen, und wir können Papa auf dem Friedhof würdig begraben.«

Langsam, wie in Zeitlupe, stand er auf und wandte sich ab. Ziellos ging er ein paar Schritte durch den Raum, dann lehnte er sich gegen die Wand und senkte den Kopf.

Vorsichtig schob Erisa Margits Hände unter die Decke, ging zu Erik und umarmte ihn. »Sehen Sie, Vater ist jetzt von seinen Leiden erlöst. Aber er wird immer bei uns sein.«

Erik sah Erisa mit stumpfem Blick an. »Das sagen ausgerechnet Sie, die nur Ablehnung von ihm erfahren hat?«

»Daran denke ich gar nicht mehr. In meinem Herzen ist er immer der geblieben, den ich bei meinem ersten Besuch in diesem Haus kennengelernt habe.«

»Vater ist gestorben, und nicht einer seiner Söhne ist bei ihm gewesen.«

»Er ist in Mutters Armen gestorben, und Tery, sein Augapfel, saß an seinem Bett.« Erisa fasste Erik bei den Schultern. »Kommen Sie, jetzt müssen wir uns um Ihre Mutter kümmern.«

»Müsst Ihr wieder weg?«, fragte Margit Reich kaum hörbar.

»Aber nein. Wir lassen dich nicht mehr allein. Nie mehr, hörst du?«, versicherte Erik und setzte sich wieder zu ihr.

Sie streichelte über seine Wange. »Tery und ich haben erst gestern Abend das Ghetto verlassen und sind hier wieder eingezogen. Die Türen zu den großen Räumen, in denen Papa die wertvollen Möbel und Gegenstände untergebracht hatte, waren noch versiegelt. Wie gut, dass die Behörden wenigstens das veranlasst haben, sonst wären diese Zimmer geplündert worden. Bis zur Einnahme der Stadt durch die Russen waren hier Pfeilkreuzler einquartiert. Die Schlafzimmer oben sehen furchtbar aus.«

Erisa und Erik verständigten sich mit einem kurzen Blick. Tery schien tatsächlich in Budapest zu sein. Man hatte sie nicht zu Fuß zur Grenze gejagt.

Trotzdem fragte Erik noch einmal: »Bist du sicher, dass Tery am Abend nach Hause kommt?«

»Aber ja. Meistens so gegen neun. Warum fragst du? Glaubst du mir nicht?«

Erik nickte nur.

»Ich werde jetzt in die Küche gehen und eine Kleinigkeit für uns zubereiten. An Zutaten fehlt es uns ja nicht«, warf Erisa ein. Sie verließ Margits Zimmer und ging in die weiße Küche. Die war zwar verdreckt und unaufgeräumt, aber schon nach kurzer Zeit konnten sie sie wieder benutzen.

Mama und sie waren endlich wieder daheim, und sie war im Besitz von zwei Flaschen Krimsekt. Jetzt sah die Welt schon anders aus. Tery nahm die beiden Flaschen aus ihrer Einkaufstasche, damit sie sie gleich vorzeigen konnte. »Mama, schau«, würde sie sagen, »kannst du dir vorstellen, wie wertvoll die sind? Nein, das kannst du nicht. Kannst du dir vorstellen, was man heutzutage für Krimsekt alles tauschen kann? Nein, nicht wahr, das kannst du nicht. Aber ich weiß jetzt, dass ich für uns beide sorgen kann.«

Mit diesen Gedanken stürmte Tery ins Vestibül und wunderte sich, dass die Küchentür offen stand. Sie war sich sicher, dass sie sie am Morgen zugemacht und dann der Mutter die Thermosflasche und die Brote neben ihren Sessel gestellt hatte. Mit ihrer Einkaufstasche am Arm, die zwei Flaschen in den Händen, ging sie auf das Zimmer ihrer Mutter zu.

»Woher hast du die?«, kam es aus der Küche.

Tery wirbelte herum. »Erik!« Sie stellte die beiden Flaschen ab und flog ihm um den Hals. Eine Weile hielten sie sich schweigend umfasst.

»Der arme Papa …«, sagte Tery schluchzend. »Hat Mama dir erzählt?«

»Ja, Kleines.« Erik fuhr ihr über die krausen Locken.

Sie löste sich von ihm, hielt jedoch seine Hände fest und neigte ihren Kopf zur Seite. »Wann bist du gekommen?«

»Heute Vormittag. Aber jetzt geh in Mamas Zimmer. Geh …«

Er schob Tery zurück ins Vestibül. Während er langsam hinterherging, hörte er, wie Tery und Erisa einander lachend und weinend zugleich begrüßten. Als er bei ihnen war, wandte Erisa sich um.

»Ich kann es nicht fassen. Tery ist da.« Sie nahm Terys Gesicht in ihre Hände. »Unsere liebe Tery ist da.«

»Ich habe doch gesagt, sie kommt so gegen neun«, sagte Margit Reich und machte Anstalten aufzustehen. »Lasst uns etwas essen.«

»Das Abendessen steht auf dem Herd«, sagte Erisa.

Tery ging in die Hocke, um der Mutter die Pantoffeln überzustreifen, dabei blickte sie zu Erik und Erisa auf. »Wie lange bleibt ihr?«

»Wir bleiben hier. Für immer. Wir lassen Mama und dich nicht allein«, sagte Erik.

»Nach Papas Tod haben wir es sehr schwer gehabt.«

»Du musst uns alles erzählen. Alles.«

Tery stand auf, fasste die Mutter unter den Arm, dann gingen alle in die Küche.

Während des Abendessens wurde kaum gesprochen. Eriks Blicke wanderten immerzu zu Tery. Wie abgemagert sie war. Ihr schönes Gesicht schien nur noch aus ihren großen grünen Augen zu bestehen. Ihre Stupsnase war so dünn und durchsichtig geworden, als wäre sie aus Seidenpapier. Nur ihre Lippen waren noch so voll wie früher, doch jetzt lag ein zorniger Zug darauf.

Kein Wunder, dachte er, und er fühlte zum ersten Mal, wie auch in ihm der Zorn hochstieg. Der Zorn über die tiefe Demütigung, die man ihnen antat. Sogar die beiden Flaschen, die Tery auf dem Küchenschrank abgestellt hatte, empfand er als Erniedrigung. »Woher hast du die?« Er deutete über die Schulter und schob seinen leeren Teller weg.

Tery griff hinter sich, nahm ihre Einkaufstasche von der Stuhllehne, zog eine weiße Kittelschürze und eine Kappe heraus, die wie eine Mischung aus Kochmütze und Schwesternhaube aussah, und warf die Sachen auf den Tisch. »Ich habe eine Rolle angenommen.«

»In welchem Stück?«

»Du kennst es nicht. Es heißt *Hotel Royal.*«

Erik stutzte.

»Ich spiele darin ein Küchenmädchen.«

»Ist es ein Lustspiel?«

»Eher ein Drama«, antwortete Tery und lächelte müde. »Es ist das Hotel, in dem sich die russischen Offiziere einquartiert haben.«

Erik neigte sich vor. »Hast du keine Angst?«

»Mach dir keine Sorgen. Ich werde vom Küchenchef, der am Oktogonplatz wohnt, mit einem Auto abgeholt und wieder heimgebracht. Und in der Küche haben wir es nur mit ungarischem Personal zu tun. Der Küchenchef war mit uns zusammen im Ghetto. Bisher hat er mir immer etwas vom Tagesmenü mitgegeben, aber heute zum ersten Mal zwei Leberpasteten und den Krimsekt. Er hat mir vorgeschlagen, dass er mir in Zukunft einen Teil meines Lohns in Naturalien auszahlt, und da habe ich natürlich nicht Nein gesagt.«

Erik lehnte sich zurück. Wie armselig Tery sich jetzt durchschlagen musste. Er schluckte seine Tränen hinunter. »Trotzdem, Kleines, gib die Arbeit in der Küche auf. Sofort.«

»Sachte, sachte. Wovon sollen wir denn leben, Bruderherz? Ich hoffe, du weißt, was du und ich jetzt zu tun haben?« Sie schaute ihn augenzwinkernd an und lachte. »Du bist der Schieber auf dem Schwarzmarkt und ich die Lieferantin.«

Erik fing Erisas Blick auf. Tery konnte schon wieder lachen. Ihr glockenhelles Lachen.

Alle drei blickten gleichzeitig zu Margit Reich und sahen, dass sie lächelnd vor sich hinschlummerte.

»Wir sollten Mama zu Bett bringen«, sagte Erisa. »Wir sollten alle zu Bett gehen. Du, Tery, musst morgen bestimmt zeitig aufstehen, und Erik und ich haben noch unsere abenteuerlich Reise in den Knochen.«

Tery griff über den Tisch und streichelte Erisas Hand. Dann

stand sie auf. Gemeinsam brachten sie die Mutter in ihr Zimmer.

Während sie danach zu dritt die Küche aufräumten, begann Erisa Regie zu führen: »Tery, für dich habe ich das Bett auf dem Sofa, das jetzt im großen Speisezimmer steht, zurechtgemacht.«

Tery nickte.

»Ich selber werde vorerst auf einem zweiten Diwan in Mamas Zimmer schlafen«, fuhr Erisa fort, »damit auch in der Nacht jemand bei ihr ist. Erik wird im Wintergarten auf der Bambusliege nächtigen. Vorübergehend, bis wir oben in den Kabinetten Ordnung geschaffen haben.«

»Ich weiß etwas Besseres«, warf Erik ein. »Ich werde mir von oben eine Matratze herunterholen und sie in den Salon legen.« Er zwinkerte Erisa zu. »Dann bin ich näher bei Ihnen.«

Tery holte aus ihrer Einkaufstasche eine Packung Zigaretten, zog eine heraus und hielt Erik und Erisa die Packung entgegen.

»Danke, wir rauchen noch immer nicht. Und du solltest deine schöne Stimme für die Bühne schonen«, sagte Erisa.

Tery zündete sich die Zigarette an.

»Jetzt, wo Mama schläft«, begann Erik vorsichtig, »kannst du uns ja sagen, was sich im Schutzhaus und im Ghetto zugetragen hat.« Er schluckte. »Warum ist Papa gestorben?«

Tery blies den Rauch in die Höhe und beobachtete die sich wie Engelshaar kringelnden Fäden. Ihre Mundwinkel zuckten.

»War es so schlimm?«

Erisa legte eine Hand auf Eriks Arm. »Lassen Sie es gut sein. Wir werden noch Gelegenheit genug haben, über das grausame Geschehen zu reden. Viel wichtiger ist jetzt, dass wir uns um Mama kümmern. Wir brauchen dringend einen Arzt. Ohne seine Hilfe werden wir sie nicht auf die Beine bringen.«

Tery nickte. »Ich werde versuchen, Doktor Polak, den ehemaligen Ghettoarzt, zu erreichen, und ihn bitten, nach ihr zu sehen.«

Margit Reich erholte sich nur langsam. Sie schlief auch tagsüber viel, oder sie starrte gedankenverloren vor sich hin. Da Erik und Tery unterwegs waren, setzte Erisa sich immer wieder zu ihr und erzählte von früher, von Katalins Festen in Kischdorint, aber oftmals wusste sie nicht, ob Margit Reich ihr überhaupt zuhörte.

»Ich muss dir was erzählen«, sagte Margit Reich eines Morgens unvermittelt. »Heute Nacht«, begann sie, »habe ich einen wunderschönen Traum gehabt. Stell dir vor, ich bin in einen Fesselballon gestiegen, um mit ihm davonzufliegen. Der Ballon war so bunt, dass ich vor Freude Herzklopfen bekam. Und als der Ballon sich dann langsam gehoben hat, waren plötzlich viele Menschen mit mir zusammen im Korb: Juden, Christen, Mohammedaner, Schwarze, Weiße … Sag, war das nicht ein schöner Traum?«

Erisa begann zu weinen.

Margit Reich setzte sich auf. »Ich weiß, warum du weinst. Du denkst, ich bin verrückt geworden, nicht wahr?«

Erisa schüttelte den Kopf.

»Ich kann dir versichern, dass ich so klar bin wie dieser Traum; danach habe ich so tief geschlafen wie lange nicht mehr.«

Unter Tränen lächelnd, strich Erisa Margit Reich über das helle Haar, das mit Silberfäden durchzogen war.

Spaziergänge an der frischen Luft – es war inzwischen Mitte März, und die Sonne hatte den kalten Winterdunst aus den kahlen Baumkronen vertrieben – konnte Margit Reich nicht unternehmen, weil sie kaum noch Kleidung besaß.

»Mama hat im Schutzhaus und später auch im Ghetto ihre Kleidung gegen Lebensmittel und Medikamente getauscht«, sagte Tery eines Abends, als sie nach dem Essen noch lange in der warmen Küche saßen. »Papa hat immerzu versucht, sie davon abzuhalten, aber darüber ließ sie nicht mit sich reden.«

Margit Reich, die in ihrem Ohrensessel saß, zupfte an den

schwarzen Seidenschnüren auf Eriks dunkelblauer Samtjacke, die sie übergezogen hatte, und sagte schmunzelnd: »Dann werde ich eben in dieser Hausjacke spazieren gehen.«

»Ich werde dir ein paar Sachen besorgen, dann wirst du wieder so schick sein wie früher«, sagte Erik und küsste seiner Mutter die Hand.

Daniel Reich hatte, bevor er mit seiner Familie das Haus verlassen und in ein Schutzhaus umziehen musste, vorgesorgt und mehrere Ballen feinster Stoffe unter den Holzbohlen der Bodenkammer versteckt. Sie sollten, wenn der Krieg vorbei war und das Leben wieder in normalen Bahnen verlief, der Grundstock für einen Neuanfang sein. Margit Reich zeigte Erisa das Versteck, und gemeinsam lösten sie die Bohlen. Nach und nach trug Erisa die Ballen – sechzehn an der Zahl – hinunter in den großen Salon und stapelte sie auf den Teetischen.

Als Erik heimkam und die Ballen sah, sagte er mit zitternder Stimme nur: »Papa ...« und strich behutsam über die Stoffe. Erisa verließ leise das Zimmer.

»Jetzt brauche ich mir keine Sorgen mehr zu machen, wie ich uns durchbringe«, sagte er später. »Durch Papas Vorsorge verfügen wir über ein ansehnliches Startkapital.« Dann wandte er sich an Tery. »Du wirst im Hotel kündigen müssen, Kleines. Ich brauche dich im Geschäft. Ich werde mir in einem der Dienstbotenzimmer im Souterrain ein Kontor einrichten, und wir beginnen mit dem Handel.«

Tery ging zu ihm, legte beide Hände auf seine Schultern und lächelte ihn verlegen an, als ob sie etwas sagen wollte, aber nicht wusste, wie.

»Auch ich habe eine Neuigkeit«, sagte sie schließlich. »Stell dir vor, ich habe bereits gekündigt, jedoch aus anderen Gründen.« Plötzlich strahlte ihr Gesicht. »Ich werde wieder Theater spielen! Ist das nicht herrlich? Ein Schauspielerkollege, der zurzeit im Hotel als Kellner arbeitet, hat mir gesagt, dass die Theater wieder eröffnet werden. Ich werde in der *Dreigroschenoper* spielen! Ich kann es noch gar nicht fassen.«

»Ich freue mich für dich.« Erik umarmte sie. »Dann werde ich mich eben nach einer anderen Hilfe umsehen.«

»Das wird nicht nötig sein«, sagte Erisa, die gerade das Zimmer betrat. »Ich werde Ihnen im Kontor helfen und in Zukunft Geschäftsbriefe abfassen, Rechnungen schreiben und die Buchführung machen. Eine richtige Hilfe will ich sein. Ich möchte sowieso Anusch kommen lassen, damit sie uns den Haushalt führt. Die Arme fühlt sich, wie sie schreibt, in Kischdorint ganz verloren. Ihr Mann gefallen, wir in Budapest …«

Plötzlich klopfte es an der Eingangstür. Erik ging hinaus und öffnete sie einen Spaltbreit.

»Katalin!«

Erisa, Tery und Margit Reich kamen aufgeregt ins Vestibül und begrüßten Katalin mit einer Herzlichkeit, als wäre sie der rettende Engel, auf den sie die ganze Zeit gewartet hatten. Erik nahm ihr den Koffer und die karierte Reisedecke ab, dann half er ihr aus dem Mantel.

»Ich will nicht länger warten. Ich muss nach Wien zu meinen Kindern«, sagte Katalin entschlossen.

Sie saßen in Margit Reichs Zimmer. Dort war es jetzt am wärmsten, weil die Frühlingssonne den ganzen Nachmittag gegen die hohen Fensterscheiben prallte.

»Wien ist noch immer in deutscher Hand«, warnte Erik.

»Na und? Ich kann doch Deutsch. Ich bin mir nur noch nicht im Klaren, ob ich den direkten Weg über das Burgenland nehme oder ob ich über Pressburg fahren soll.«

»Warte wenigstens, bis die Alliierten Wien eingenommen haben, dann kannst du die Reise vielleicht wagen«, riet Erik.

Katalin nestelte an ihrer Türkisbrosche. »Wenn du meinst, dann werde ich halt noch ein wenig warten. Allerdings wäre ich dann in Budapest besser aufgehoben als daheim. Hier komme ich schneller an die neuesten Nachrichten heran als in unserem verschlafenen Städtchen, zum Beispiel, wo die Front verläuft.« Sie blickte fragend in die Runde. »Es wird doch möglich sein, hier irgendwo ein Zimmer zu mieten …«

»Bitte«, warf Margit Reich ein und zeigte nach oben, »such dir eines aus. Seit zwei Wochen sind die Kabinette wieder bewohnbar.«

Gerührt beugte Katalin sich vor und dankte ihr. »Es ist auch so«, begann sie hastig, als fürchtete sie, dass ihr die Gedanken davonliefen, »dass man in meinem Haus, nachdem der russische Kommandant ausgezogen war, ein Archiv eingerichtet hat. An meinem eigenen Haus vorbeizugehen und es nicht mehr betreten zu dürfen, das war für mich so schmerzlich … Wie eine Verjagte, wie im Exil kam ich mir vor. Wer das mit dem Archiv veranlasst hat, konnte ich nicht in Erfahrung bringen.« Sie seufzte und schaute Erik und Erisa an. »Deshalb habe ich bis heute in eurem Haus gewohnt.«

»Für mich sind das die Vorboten der Enteignung«, sagte Erik.

»Ich glaube eher, dass das mit dem deutschen Offizier zusammenhängt, der oft in meinem Haus zu Gast war.«

»Du meinst Doktor Lohmann?«

Katalin nickte. »Kollaborateure werden bestraft. Auch Arpad haben sie gesucht. Vielleicht auch wegen Helene. Es war wohl doch richtig, dass sie geflohen sind.«

Margit Reich strich über Katalins Arm und sagte: »Weißt du was? Du bleibst so lange hier, bis du absehen kannst, wie es mit deinem Besitz weitergeht. Und wenn sie dir alles wegnehmen, dann bleibst du eben für immer bei uns.«

Katalin lächelte matt. »Vielen Dank. Aber ich sorge mich eigentlich weniger um mein Eigentum als vielmehr um meine Kinder und darum, wie ich sie so schnell wie möglich nach Hause holen kann.« Gedankenverloren schaute sie aus dem Fenster. »Nach Hause … Das sagt sich so selbstverständlich, aber wo ist jetzt unser Zuhause?«

»Du hast auch hier ein Haus«, sagte Erik. »*Du* warst es doch, die Arpads Haus am Gellertberg gebaut hat. Hast du das vergessen? Außerdem, was glaubst du wohl, wo Arpad, Helene und Ildiko wohnen wollen, wenn sie wieder hier sind? In Kischdorint? Bestimmt nicht«, sagte er kopfschüttelnd und deutete nach Buda hinüber. »Ich bin inzwischen dort gewesen und habe gesehen, dass man in dem Haus einen Kindergarten eingerichtet hat. Um es wieder in unseren Besitz zu bekommen, werde ich deine Unterstützung brauchen. Unterlagen und Unterschriften von dir. Ich weiß jetzt, wie man das macht. Ich will auch unser Kontor in der Vacistraße zurückhaben. Also, wie du siehst, wirst du hier gebraucht. Ich lasse dich sowieso erst reisen, wenn die Züge auch ins Ausland wieder normal verkehren.«

Ihre dunkle Locke aus der Stirn schiebend, nickte Katalin Erik zu.

Wie Schicksalsschläge einen Menschen verändern können, dachte Erisa. Katalin scheint erleichtert zu sein, dass Erik sie hier braucht. Katalin, die bisher die Souveränität einer Monarchin besessen hat, ist jetzt hilflos wie ein krankes Kind.

In den folgenden Wochen ging es im Reichschen Haus sehr lebhaft zu. Während Erik seiner Geschäfte wegen häufig in der Stadt unterwegs war, Erisa im Kontor arbeitete und Tery im Theater bei den Proben war, richteten Margit Reich und Katalin zusammen mit Anusch, die sofort nach Erisas Telegramm am Andrassyweg eingetroffen war, die Räume im Parterre ein. Sie rollten die Perserteppiche aus, ließen die Gemälde an die Wände hängen, die Samtportieren an den Fenstern und über den Türen anbringen, und sie füllten die Vertikos mit edlen Porzellan- und Kristallgefäßen. Es sollte alles wieder so sein wie früher.

13

Als im Mai 1945 Hitlerdeutschland kapitulierte, hatte sich in Budapest das Leben schon so weit normalisiert, dass die Menschen wieder Zukunftspläne machten und keine Anstrengung scheuten, sich wieder ein Zuhause zu schaffen, wenn das alte zerstört war, und beruflich neu anzufangen. Um ein Zuhause und ein Kontor brauchten Erik und Erisa sich nicht zu sorgen, denn das Elternhaus war ihnen erhalten geblieben. Um ihr Leben in eine solide und dauerhafte Bahn zu lenken, mussten sie jedoch hart arbeiten.

Anusch führte nach Erisas Anweisungen den Haushalt. Tery ging jeden Tag ins Theater und berichtete am Abend ausführlich von den Proben zur *Dreigroschenoper*. Margit Reich hatte sich so weit erholt, dass sie ab und zu in die Stadt fahren konnte, um sich mit Freundinnen von früher im Café zu treffen.

»Wir sind jetzt nur noch zu dritt«, sagte sie mit tränenerstickter Stimme. »Es ist ja so viel Schreckliches geschehen …«

Katalin zog sich oft in ihr Zimmer zurück. Ihre innere Unruhe wuchs von Tag zu Tag. Über so vieles musste sie nachdenken. Ihre Reise nach Wien musste gut durchdacht sein. Ein paar Mal hatte sie schon auf den Bahnsteigen des Budapester Ostbahnhofs gewartet, um Reisende, die von der Grenze kamen, nach den günstigsten Übergängen zu befragen. Aber das brauchten ihre Gastgeber, diese lieben Menschen, nicht zu wissen. Noch nicht.

Mitte August war es dann so weit.

»Bitte wartet nicht auf mich. Ich kann nicht sagen, wann ich, wann wir zurückkehren«, sagte sie und lehnte sich zum Abschied aus dem Fenster ihres Abteils. »Wer weiß, wie lange ich brauche, um schwarz über die Grenzen zu kommen.«

»Du hättest warten sollen, bis das Reisen etwas einfacher wird«, sagte Erik.

Katalin fuhr fort, als hätte sie seinen Einwand nicht gehört. »Und der Rückweg kann noch länger dauern, denn dann sind wir zu viert, mit Wally und ihren Kindern sogar zu siebt.«

Sie schüttelte Margit Reich, Tery, Erisa und Erik die Hand, dann setzte sich der Zug Richtung Györ langsam in Bewegung.

»Ich habe kein gutes Gefühl«, sagte Erisa und schob ihr Taschentuch, mit dem sie Katalin nachgewunken hatte, in ihre Handtasche. »Ich hätte sie nicht allein reisen lassen sollen. Nicht auszudenken, wenn ihr etwas zustößt …« Sie seufzte. »Katalin klang so, als ob wir sie nie mehr wiedersehen werden.«

Erik legte seinen Arm um ihre Taille. »Katalin klang wie früher, wieder voller Unternehmungslust. Es sind nur Ihre Ängste, die Sie Dunkles erahnen lassen.«

Zehn Tage vergingen. Es war ein strahlender Sonntag, als Katalin, aus Wien kommend, wieder am Andrassyweg eintraf. Allein. Ohne Arpad, Helene und Ildiko, ohne Wally und deren Kinder. Blass, eingefallen, mit dunklen Ringen unter den Augen stand sie vor den anderen.

»Sie waren nicht mehr da …«, sagte sie und griff haltsuchend in die Luft.

Erisa und Tery brachten sie hinauf in ihr Zimmer. Eine ganze Woche lang musste täglich ein Arzt kommen, damit sie sich von ihrem Zusammenbruch erholte.

Erst Tage später, an einem milden Sommerabend, als die Familie nach dem Abendessen auf der Terrasse saß, begann Katalin, zögernd zu erzählen.

»So viel ist geschehen …«, sagte sie mit matter Stimme, den Blick auf den Holunderbaum, die Zypressen und die Ebereschen gerichtet, als spräche sie zu ihnen. Die anderen drängten sie nicht.

Plötzlich richtete Katalin sich ein wenig auf. »Die arme Klara!

Ich finde keine Ruhe mehr. Wie soll ich Milli und Laszlo nur beibringen, was mit Klara …« Wieder brach sie ab.

Schließlich fragte Erik leise: »Was ist mit Klara passiert?«

Katalin schaute ihn kurz an, dann blickte sie wieder in den Garten. »Die Russen und der viele Wein … Es sollen sieben oder acht gewesen sein, hat die Wirtin gesagt.«

»Klara war doch noch ein Kind!«, rief Erisa entsetzt.

Margit Reich und Tery blickten sich erschrocken an.

Katalin wollte etwas sagen, aber ihr Kinn zitterte so heftig, dass sie nur »… die Wirtin …« herausbrachte.

»Von welcher Wirtin sprichst du?«, fragte Erik.

»Von der im Gasthof, wo ich mir ein Zimmer genommen habe.«

»In Wien?«

Katalin schüttelte den Kopf. »Ich musste doch von Wien aus nach Niederösterreich fahren. Die Hausmeisterin hatte mir Helenes neue Adresse gegeben,«

»Wirtin … Hausmeisterin …« Erisa schaute die anderen fragend an.

Als Katalin nicht reagierte, nahm Erik ihre Hand und streichelte sie.

Und dann erzählte Katalin von abenteuerlichen Grenzübergängen, habgierigen Schmugglern und überfüllten Zügen. Als sie endlich in Wien ankam, stand sie vor den Trümmern von Helenes Elternhaus. Die Hausmeisterin berichtete ihr, dass Helene im Oktober mit dem Mäderl an der Hand, »*Mäderl* hat sie gesagt«, und in den Schuhen ihres Mannes vor dem zerbombten Haus gestanden habe und dann auch noch erfahren musste, dass ihre Eltern nicht da waren, weil sie gleich nach der Bombardierung ihres Hauses Wien verlassen hatten. »Man muss sich das vorstellen …« Katalin schob ihre dunkle Locke aus der Stirn. »In Arpads Schuhen … Was musste unterwegs passiert sein, dass sie Arpads Schuhe trug? Die Hausmeisterin konnte es mir nicht sagen. Das habe ich von der Wirtin im Weinviertel, wie diese

Gegend heißt, erfahren. Sie hat mir gesagt, dass Arpad erst zwei Wochen später eingetroffen ist. Aber warum, das wusste sie nicht.« Katalin schüttelte langsam den Kopf. »Auf dem Fußboden mussten sie schlafen, auf Stroh«, fuhr sie schließlich fort und seufzte.

Erisa krauste die Stirn. »Warum haben Helene und Wally in diesem Gasthof keine Zimmer genommen? Sie sind doch sonst nicht so unbeholfen.«

»Sie haben es ja versucht.«

»Und?«

»Man hat ihnen keine gegeben«, antwortete Katalin heftig und schaute Erisa vorwurfsvoll an. »Glaubst du denn, dass sie als Flüchtlinge willkommen waren und tun und lassen konnten, was sie wollten? Die Wirtin hat mich abweisend angesehen und immer nur von den *Dahergelaufenen* gesprochen. Man konnte ja nicht wissen, was das für Leute sind, hat sie gesagt. Stellt euch das vor! Die arme Helene! Was muss sie durchgemacht haben …« Sie schüttelte den Kopf. »Das ganze Land ist mir wie ein einziges großes Lager vorgekommen. Flüchtlinge, Ausgebombte, ehemalige Internierte, deportierte Zwangsarbeiter, alle waren in Gasthöfen, Schulen und Baracken zusammengepfercht. Und überall Trümmer! Eine hoffnungslose Hinterlassenschaft der Nazis, und da sollten Helene und Wally ein Zimmer bekommen?«

Erisa zuckte hilflos mit den Achseln. »Das habe ich nicht gewusst.«

Leise, als wollte er Katalin nicht unterbrechen, fragte Erik: »Wie lange mussten Helene, Wally und die Kinder in dem Gasthof bleiben?«

»Zwei Wochen. Bis Arpad gekommen ist, dann haben sie eine Wohnung zugeteilt bekommen«, antwortete Katalin zerstreut, als sei sie in Gedanken schon weiter. »Stellt euch vor, Arpad wurde im Januar von den Nazis an die Front geschickt!« Wieder seufzte sie. »Und für die Frauen kam es noch schlimmer.« Mit glasigem Blick schaute sie von einem zum anderem. »Und ich konnte nicht helfen … Wäre Wally doch nur mit Helene geflüchtet«, sagte sie mit brechender Stimme. »Dann wäre das alles nicht passiert.«

Niemand traute sich zu fragen, was Katalin damit meinte.

Sie griff sich ans Herz. »Klara wurde in ein Krankenhaus gebracht. Aber sie wollte dort nicht bleiben. Sie ist einfach aufgestanden und hinausgegangen, obwohl sie noch so schwach war, und dann ist sie direkt vor dem Krankenhaus von einem russischen Lastwagen überfahren worden. Sie soll auf der Stelle tot gewesen sein.«

Ihre Blicke verloren sich wieder im Garten, und wenig später stand sie auf und ging wortlos ins Haus.

»Mir kommt es vor, als würde Katalin in sich hineinkriechen und nicht mehr herausfinden«, sagte Erik schließlich.

»Die Arme, wie sehr sie leidet«, murmelte Tery.

»Das ist es nicht allein«, sagte Margit Reich. »Ich sehe sie noch immer, wie sie im letzten Sommer, als Besuche bei uns längst verboten waren, mutig unser Haus betrat und dann den ganzen Nachmittag bei uns blieb. Bevor sie ging, bat sie uns, ihr zu sagen, wie sie uns helfen könnte. Und vorhin hat sie gesagt: *Und ich konnte nicht helfen* … Dieses Gefühl, hilflos zusehen zu müssen, das ist es, was sie gar so unglücklich macht.«

Tery gab ihr recht. »Katalin hat uns allen geholfen. Jetzt müssen wir Mittel und Wege finden, um ihr zu helfen, dann wird es ihr bald besser gehen.«

»Ich fürchte nur, dass unsere Hilfe nicht reicht«, bemerkte Erik, »weil wir nicht die Lücke ausfüllen können, die ihre Kinder hinterlassen haben. Ich werde auf jeden Fall versuchen, dass Arpads Haus möglichst bald freigegeben wird, dann kann sie auf den Gellertberg ziehen und ihre Geschwister zu sich einladen. Aber das sollte sie erst erfahren, wenn ich wirklich etwas erreicht habe.«

Am nächsten Morgen saßen Erik und Erisa wieder im Kontor. Das breiige Licht der Sommerhitze drückte sich durch die Souterrainfenster in den Raum. Erik wollte Buchungsjournale prüfen, und Erisa sollte die früheren Außenstände sichten, um festzustellen, ob es diese Kunden überhaupt noch gab. Doch immer wieder blickten sie auf, weil sie sich nicht recht konzentrieren konnten. Schließlich warf Erisa ihren Bleistift hin, und Erik schob die Journale so heftig von sich, dass Staub aufwirbelte.

»Mir gehen die Gespräche von gestern abend nicht aus dem Kopf«, sagte er. »Wir müssten Katalin eine Freude bereiten, wenigstens eine kleine. Vielleicht freut sie sich ja über einen Besuch von Tibor. Ich habe ihn gestern Abend zufällig getroffen. Er wohnt jetzt in O-Buda. Ich habe ihn eingeladen, uns zu besuchen.«

»Hat er zugesagt?«

»Er will am Sonnabend kommen. Das wäre doch etwas, worüber Katalin sich freuen würde.«

»Wenn er Wort hält … Bisher hat er die Familie ja immer auf Distanz gehalten.«

»Mir kommt gerade noch eine Idee, wie wir …«

Lachend unterbrach ihn Erisa. »Sie und Ihre Katalin.«

»Wie wäre es, wenn wir ihren Schaukelstuhl nach Budapest schaffen würden? Dann hätte sie etwas, das ihr vertraut ist.«

»Ich weiß nicht, ob sie noch so großen Wert darauf legt. Ist Ihnen nicht auch aufgefallen, dass sie, seit sie hier ist, kaum mehr ein Wort über die Beschlagnahme ihres Hauses verloren hat oder über die Ungewissheit, was aus ihrem Vermögen wird?«

Erik stand auf, ging zu Erisa und setzte sich auf die Kante ihres Schreibtisches. »Es gibt Ereignisse im Leben, die bringen einen Menschen dazu, alles klaglos hinzunehmen, was über ihn hereinbricht, und es als Schicksal zu betrachten.«

»Wie meinen Sie das?« Auch Erisa stand auf, lehnte sich an Erik und ließ ihren Kopf an seine Schulter sinken. Spielte er vielleicht auf die Veränderungen in seinem Leben an? Vielleicht verglich er Katalins Situation mit seiner damals, als er sein Elternhaus verließ und seine Mitarbeit in der väterlichen Firma aufgab. Wie wäre es mit Erik weitergegangen, wenn sie auf ihn verzichtet hätte? Wäre er dann mit seinen Brüdern nach New York geflohen? Oder bei den Eltern geblieben? Wo wäre er jetzt? In Budapest? Nicht auszudenken, wenn man ihn ... Aber sie hatte nicht verzichtet. Hätte Erik ihren Verzicht überhaupt akzeptiert? Nein. Im Gegenteil. *Und nun frage ich Sie noch einmal, ob Sie bereit sind, meine Frau zu werden ...*

Er strich über ihr Haar und ihren Nacken. »Haben wir uns, als im vergangenen Sommer das Schicksal über uns hereinbrach, darum gekümmert, was aus unserem Haus in Kischdorint wird? Wie sind wir einander vor der Hütte in die Arme gefallen? Sie mit Kopftuch und derber Wolljacke und ich mit Vollbart und im Schäferpelz. Und wenn es hätte sein müssen, wären wir sogar über die Grenze gegangen und hätten, verkleidet, wie wir waren, ein neues Leben angefangen.« Erik schwieg einen Augenblick lang. »Deshalb wüsste ich so gern, was in Katalin vorgeht, wenn sie so versonnen in den Garten schaut. Sie hat hoffentlich nicht wieder einen Plan gefasst?«

Katalin blieb in sich versunken. Alle Versuche der anderen, sie in die Wirklichkeit zurückzuholen, scheiterten. Auch Tibor, der tatsächlich zu Besuch kam, konnte daran nichts ändern.

»Weißt du«, sagte sie eines Abends zu Tery, die nach den Proben zu ihr ins Zimmer gekommen war, »ich bin ja nicht allein. Ich sitze am Fenster und träume. Ich kann stundenlang in den Garten schauen, meine Blicke über Blumen und Bäume schweifen lassen und mir dabei die Welt von morgen erträumen.« Sie machte eine Pause. »Weißt du, mein Kind, was man sich innig wünscht, das geht auch in Erfüllung, und ich wünsche mir, dass meine Familie eines Tages zurückkommt. *Ich bin so glücklich, dass ich euch wieder bei mir habe*, würde ich zu ihnen sagen und sie in die Arme schließen, dankbar, dass sie noch am Leben sind.« Sie nestelte an ihrer Türkisbrosche. »Ich würde mit ihnen in Arpads Haus auf dem Gellertberg ziehen, stelle ich mir vor. Ich brauche ja nur ein Zimmer. Dort würde ich dann sitzen und wie früher Radiomusik hören und dabei Handarbeiten machen, und immer käme jemand, um mich zu sehen, um sich einen Rat zu holen, wie Erisa damals, als Erik ihr einen Antrag gemacht hatte. Weißt du, das male ich mir in allen Einzelheiten aus. Ich kann gar nicht genug davon bekommen.« Sie lächelte vor sich hin. »Wenn Ildiko dann größer ist, wird sie ihre Wünsche vielleicht mir, ihrer *Katiomama*, anvertrauen. Vielleicht setzt sie sich dann wie Erisa auf die Sessellehne und teilt ihre Geheimnisse mit mir.« Sie drückte Terys Hand. »Ich wünsche auch dir von ganzem Herzen eine so große Liebe wie die zwischen Erik und Erisa. Und Ildiko natürlich auch.« Sie seufzte. »Aber bis ich ihr das sagen kann, muss ich noch warten. Wie lange, das weiß der Himmel.« Dann blickte sie wieder zum Fenster hinaus.

Tery stand langsam auf, ging hinaus und schloss leise die Tür.

Auf wen Katalin jedoch am wenigsten wartete, war der Dekan. Eines Abends stand er vor jener Tür, durch die in letzter Zeit schon einige unerwartet eingetreten waren, als wäre das Reichsche Haus ein Sammelpunkt für die ganze Familie, ein Zufluchtsort. Und wie alle vor ihm wurde auch er herzlich empfangen. Seit er mit einem Berufsverbot belegt war, trug er Zivil.

»Wie gut«, sagte er zu Katalin, nachdem er zusammen mit den anderen im Salon Platz genommen hatte, »dass du uns vor deiner Abreise aus Kischdorint die Adresse vom Andrassyweg dagelassen hast.« Er griff in seine Jackentasche und zog einen Brief heraus. »Weil du in deinem Haus nicht aufzufinden warst, hat ihn der Briefträger bei Ernö in der Apotheke abgegeben. Ernö wollte ihn per Post schicken, doch das war mir zu gewagt. Deshalb bin ich lieber selber hergekommen.«

»Ich danke dir«, entgegnete Katalin und nahm den Brief mit

zitternder Hand entgegen. Sie betrachtete die Handschrift auf der Vorder- und Rückseite und flüsterte wie zu sich selbst: »Von Helene …« Dann blickte sie auf, hielt den Brief wie eine Siegestrophäe hoch und wiederholte: »Von Helene …« Ihre Augen blitzten wie Edelsteine.

Sie riss den Umschlag auf, nahm zwei Blätter heraus, faltete sie auseinander und begann zu lesen, leise zuerst, dann immer lauter:

»… Schon am ersten Morgen, es war auf einer Lichtung an der Donau, haben russische Tiefflieger die Kolonne angegriffen. Einige Lastwagen brannten aus, darunter auch der mit unserem Gepäck, und so besaßen wir nur noch das, was wir am Leibe trugen. Uns, die Frauen und Kinder, hat man mit anderen Lastwagen zur österreichischen Grenze gefahren. Arpad musste zusammen mit den Männern dableiben, um beim Aufräumen zu helfen. Erst zwei Wochen später ist er in dem Dorf, in dem man uns untergebracht hatte, angekommen, mit nichts anderem in den Händen als ein paar Bänden aus seiner Lexikonreihe. Sie waren das Einzige, was er in unseren verkohlten Sachen noch gefunden hat. Wegen der Kälte habe ich bald nach unserer Abfahrt aus Kischdorint ein Paar Socken und Schuhe von Arpad angezogen, und so stand ich schließlich in Wien vor meinem zerbombten Elternhaus. Es war schrecklich! Ich habe nur noch geweint. Ildiko hat versucht, mich zu trösten. Tage später hat Arpad an genau derselben Stelle gestanden. Unsere Adresse im Weinviertel hat er am Ostbahnhof vom Roten Kreuz bekommen. Apropos Ostbahnhof … Als wir auf den Zug in Richtung Znaim warteten, winkte uns aus einem Militärzug jemand zu. Ich konnte zuerst nicht glauben, wen ich sah: Es war Doktor Lohmann. Er war auf dem Weg an die Ostfront. Anscheinend eine Strafversetzung. Er hat mir seine Marschverpflegung in die Hände gedrückt. Ich soll euch alle ganz herzlich von ihm grüßen …«

Katalin ließ den Brief sinken und starrte vor sich hin.

»Soll ich weiterlesen?«, fragte Erisa leise.

Katalin schüttelte den Kopf und hob die Seiten wieder an. »Ildiko, stell dir vor, durfte in Österreich nicht zur Schule gehen. Sie sollte einen Ariernachweis vorlegen. Arpad hat daraufhin seinen Stammbaum nach Wien in ein Übersetzungsbüro geschickt. Wir haben ihn nicht zurückbekommen. Warum, weiß ich nicht. Arpad wurde dann Mitte Januar eingezogen und nach Wittenberge in Brandenburg geschickt. Von ihm verlangten sie keinen Ariernachweis … Als die Russen sich dem Weindorf näherten, war mir klar, dass wir wieder flüchten mussten. Ich habe tagelang auf Wally eingeredet, die in einer Apotheke kriegsdienstverpflichtet war, dass sie mit ihren Kindern mitkommt, aber sie hat sich geweigert. *Ich bin jetzt ein Habenichts, mir werden die Russen nichts tun*, hat sie gesagt. Ich aber wollte unbedingt zu Arpad nach Wittenberge. Ist Wally inzwischen wieder in Kischdorint?«, las Katalin vor.

»Helene scheint von Klaras Unglück nichts zu wissen«, sagte der Dekan.

»Wie sollte sie auch? Als das passierte, war sie ja schon wieder auf der Flucht. Aber wieso weißt du davon?«

»Wally ist vor drei Wochen nach Kischdorint zurückgekommen.«

Katalin überlegte. »Dann müssen sich unsere Wege an der Grenze gekreuzt haben, irgendwo auf diesen Schleichwegen, die jetzt viele nehmen, Soldaten, Verwundete, Schieber und dazwischen Frauen und Kinder. Mein Gott! Und Wally ohne Klara …« Sie begann zu weinen.

Erik stand auf, legte eine Hand auf ihre Schulter und nahm mit der anderen den Brief. Mit tränenfeuchten Augen blickte Katalin zu ihm auf und nickte.

»In den letzten Kriegswochen ging es drunter und drüber«, las Erik. »Nach einer Odyssee hat man uns schließlich in Oberbayern, in einem kleinen Dorf bei einem Bauern einquartiert. Ildiko und ich wohnen jetzt in einem Nebenhaus, einem sogenannten Austragshaus, das als Alterssitz für die Altbauern gedacht ist, aber wir bewohnen es allein. Wir fühlen uns hier, auch wenn es uns an allem fehlt, recht geborgen, aber ob wir hier bleiben, weiß ich noch nicht. Ich hoffe, dass Arpad uns bald findet. Innig umarmt Dich, liebe Mama, wie alle in Kischdorint und die Reichs in Budapest, Deine Helene.«

Die letzte Seite des Briefes hatte Ildiko mit ungelenken Buchstaben und, wohl mit Helenes Unterstützung, auf Deutsch beschrieben. Sie schwärmte von den hohen Bergen und dem großen See, wo sie mit Mama schon oft beim Schwimmen gewesen war. Im Herbst würde sie endlich wieder zur Schule gehen können, ihre Mitschüler im Dorf kannte sie schon.

Katalins Augen füllten sich wieder mit Tränen. »Das Kind«, sagte sie, »erwähnt mit keinem Wort, dass es Heimweh nach uns hat. Ildiko schreibt so, als wäre sie dort schon zu Hause ...«

»Warte«, unterbrach Erik sie. »Hier ist noch ein PS angefügt.« Er las weiter: »Vorhin, liebe Mama, hat die Briefträgerin zwei Briefe mit dem Stempel vom Internationalen Roten Kreuz unter der Tür hergeschoben. Sie sind von Arpad ...«

»Gott sei's gedankt«, flüsterte Katalin, und der Dekan segnete sie.

»... Der eine kommt aus Küstrin, der andere aus Köslin. In beiden Briefen schreibt er, dass er in Wittenberge an der Elbe in Gefangenschaft geraten ist. Jetzt ist er auf den Weg nach Russland. Er schreibt, er ist sicher, dass er bald entlassen wird. Das glaube ich auch, denn er war ja nur von Januar bis April Soldat ...«

»Wohin bringt man meinen Sohn?« Katalin schluchzte auf.

Erik schlang seine Arme um sie und versuchte, sie zu trösten, aber sie konnte sich erst wieder beruhigen, als Margit Reich zu ihr sagte: »Schau, du weißt jetzt wenigstens, wo deine Kinder sind. Ich dagegen habe von Edgar und Endre noch immer kein Lebenszeichen. Ich weiß ja nicht einmal, ob sie in New York angekommen sind und ob sie überhaupt noch leben. Aber eine innere Stimme sagt mir, dass sie bald heimkehren werden, und deine Kinder auch.«

»Ich frage mich, ob es angesichts der politischen Lage überhaupt vernünftig ist, sie sich nach Hause zu wünschen«, sagte der Dekan achselzuckend. »Wäre es nicht besser, sie bleiben, wo sie sind, und wir können eines Tages zu ihnen gehen? Vielleicht in den Westen zu Helene?«

»Du hast sicher recht, lieber Schwager«, erwiderte Erik. »Ich gehe davon aus, dass Edgar sich bald melden wird. Vielleicht hat er ja eine Idee, was für uns das Beste ist.«

Erisa nickte Tery zu. »Wie hast du damals im Kaffeehaus gesagt? *Solange die Familie beisammen ist, so lange gibt es immer jemanden, der einen guten Einfall hat.* Also bleiben wir zusammen.« Sie blickte in die Runde. »Wir werden gemeinsam entscheiden, wie es weitergehen soll.«

Später, es war längst Abend geworden, stand Erisa am Fenster des Schlafzimmers und schaute hinaus in die von einem dichten Sternenhimmel blau getönte Dunkelheit. Eine Familie zusammenzuhalten, das war für Erik und sie eine große Verantwortung. Aber eine wunderbare Verantwortung, dachte sie.

In diesem Augenblick kam Erik aus dem Bad. Sie ging ihm entgegen, schlang ihre Arme um seinen Nacken und lehnte ihren Kopf an seine Brust.

Epilog

Erisa und Gerö klopften die Wände ab und rüttelten an Türstöcken und Fensterrahmen Zu guter Letzt stieß Gerö mit einem alten Besenstiel gegen den Plafond. Bröckelnder Stuck rieselte auf sie beide herunter. Erisa schüttelte den Staub von ihrer grauen Leinenjacke, und Gerö klopfte die pudrige Schicht von seinem blauen Hemd.

Sechsundzwanzig Jahre waren seit Erisas erstem Besuch in Kischdorint vergangen. Inzwischen schrieb man 1990, und Gerö staunte noch immer, dass sie so wenig gealtert war. Mit ihrer aufrechten Haltung und ihrer schlanken Figur wirkte sie auch heute noch wie fünfzig, und es hätte ihn nicht gewundert, wenn das Kupferbraun ihrer Haare echt gewesen wäre. Seine Haare waren inzwischen ergraut, und seine Haut war ausgetrocknet wie Dörrobst. Vierzig Jahre auf der Kolchose, wenn auch die letzten zehn Jahre als Vorsteher, hatten ihre Spuren hinterlassen.

Erisa ging über das wie geborstenes Eis aufgeworfene Parkett und riss von der in Fetzen herabhängenden Tapete einen Streifen herunter. Dann wandte sie sich zu Gerö um. »Siehst du, ganz trocken … Das Gemäuer muss wieder ganz trocken sein.«

»Warum ist dir das so wichtig?«

Sollte sie es ihm jetzt schon sagen? Nein. Sie tat, als hätte sie nichts gehört, und griff nach der Lehne des Schaukelstuhls. Dabei fiel ihr wieder ein, dass Erik damals vorhatte, den Stuhl aus ihrem Haus aus Kischdorint, in das er zusammen mit Katalin umgezogen war, nach Budapest zu holen. Er hatte ihn jedoch nach der Räumung des Archivs wieder auf seinen alten Platz in Katalins Vorzimmer gestellt. Jemand musste ihn später in das große Speisezimmer geschoben haben. Er war beschädigt und überflüssig. Genauso überflüssig wie die Teepuppe, die noch immer im Erkerfenster stand, wo Erisa sie zurückgelassen hatte, als sie Katalins Teekanne mit den groschengroßen Goldpunkten an sich genommen hatte. Niemand wollte mehr in diesem Haus wohnen. Selbst Katalin hatte sich niemals lange darin aufgehalten, wenn sie aus Budapest nach Kischdorint gefahren war.

Diesmal versuchte Erisa nicht, den Stuhl zum Schaukeln zu bringen, wie damals bei ihrem Besuch in den Sechzigern, weil sie befürchtete, dass das alte Stück sonst auseinanderfallen könnte.

»An diesem da …« Sie tippte mit dem Finger gegen die verstaubte Lehne. »… kann man am besten sehen, wie trocken die Wände sind.«

Gerö reagierte mit einem schiefen Lächeln.

Wie Arpad, dachte Erisa.

»Warum ist Katalin damals von ihrer Österreichreise nicht nach Kischdorint zurückgekehrt?«, fragte er.

Erisa merkte auf. Gerös Frage klang ernst.

»Wenn sie«, fuhr er fort, ohne Erisas Antwort abzuwarten, weil er genauso gern und genauso viel redete wie sein Vater, »wenn sie hiergeblieben wäre, dann hätte nach ihrem Tod vielleicht ich in das Haus ziehen können, und meine drei Kinder hätten nicht in dem runtergekommenen Plattenbau aufwachsen müssen.«

Erisa ging zu Gerö, der wie verloren mitten im Zimmer stand, und hakte sich bei ihm ein. »Wir alle vom Andrassyweg haben ihr zugeredet, nicht länger nur in Kischdorint zu leben, weil wir wussten, dass sie sich in Budapest ihren Kindern näher fühlte. Eines Tages gestand sie Tery, dass sie nur noch davon träumen würde, mit ihnen auf dem Gellertberg zu leben. Leider ist das nur ein Traum geblieben. Denn weder sind ihre Kinder zurückgekehrt noch hat Erik den Kindergarten aus Arpads Haus herausbekommen. Er hat ja immer darauf hingewiesen, dass die Beschlagnahmungen die Vorboten der Enteignung sind. Doch das Materielle hat Katalin nicht mehr wirklich berührt. Sie hat die Realitäten verdrängt und nur noch auf den Augenblick gewartet, wenn sie wieder mit ihren Kindern vereint sein würde.« Erisa schüttelte den Kopf. »Ich konnte nicht verstehen, wieso eine Frau wie Katalin ihre Träume zu ihrem Lebensinhalt machte.« Schweigend starrte sie vor sich hin.

»Ich habe mich oft gefragt, wie sie ohne Kischdorint überhaupt leben konnte, und dann noch als Dauergast«, sagte Gerö. »Sie ist immer eine selbstständige und resolute Frau gewesen. Sie muss sich im Andrassyweg doch vorgekommen sein wie eine Königin ohne Land und Krone.«

Erisa reagierte nicht. Gerö löste sich von ihr und begann, die Hände in den Hosentaschen, zwischen den kahlen Wänden auf und ab zu gehen. »Seltsam«, sagte er schließlich, »dass niemand von euch mehr zurückgehen wollte nach Kischdorint. Selbst Arpad nicht.«

»Woher willst du wissen, dass auch Arpad nicht ...«

»Ich weiß es. Ich habe es Helene nicht gesagt, als sie, ich glaube, es war 1965, also nach dir, zu Besuch gekommen ist«, beeilte sich Gerö zu sagen. »Arpad hat durch seine Entscheidung, nicht nach Hause zurückzukehren, wahrscheinlich den Fehler seines Lebens begangen.«

»Was willst du damit sagen?«

Gerö blieb stehen und blickte Erisa vielsagend an. »Wie mir ein Spätheimkehrer aus Russland erzählt hat, der, wie es der Zufall will, mit Arpad in Kujbischew im Gefangenenlager war, hätte Arpad das Lager schon 1947 verlassen können, und zwar mit dem ersten Transport, der nach Ungarn ging. Aber Arpad wollte ja unbedingt nach Österreich entlassen werden ...«

»Weil er seine Familie dort wusste«, unterbrach ihn Erisa. »Für mich ist Arpads Entscheidung eine Mischung aus Verstand und Gefühl. Ich vermisse ihn sehr ...«

»Die Transporte nach Österreich sind wohl erst später auf den Weg gebracht worden. Inzwischen war Arpad an Typhus erkrankt und ist daran gestorben, hat der Heimkehrer gesagt.«

»Der Arme …« Erisa seufzte. »Dass Arpad in Kujbischew gestorben ist, hat Helene vom Roten Kreuz erfahren. Als Katalin im Frühjahr 1952 von Arpads Tod erfuhr, hat sie aufgegeben. Das Leben in ihr ist erloschen wie eine Kerze, deren Docht im eigenen Wachs ertrinkt. *Ich habe das Gefühl, als wären meine Träume zersplittert wie ein Glas, das man fallen gelassen hat …,*Das hat sie eines Abends gesagt. Nur einmal noch war ein Hauch von Freude in ihren dunklen Augen zu erkennen, als Laszlo die Nachricht brachte, dass Marton aus russischer Gefangenschaft heimgekehrt war. Wenn auch auf einem Ohr taub, aber Hauptsache, er war wieder zu Hause. Kurz danach ist Katalin an ihrer Schwermut zerbrochen. Sie aß kaum noch und war nur noch Haut und Knochen. Noch im selben Jahr ist sie gestorben.«

Gedankenversunken schaute Gerö Erisa an. »Marton gehört zu denen, die richtig entschieden haben, gleich nach dem Aufstand in den Westen zu gehen. In Kanada konnte er mit Wally und Tamasch neu beginnen.«

Leise sagte Erisa: »Ich bin sicher, das hätte deinem Vater das Herz gebrochen. Für ihn war schon Klaras tragischer Tod kaum zu ertragen. Dein Vater soll, wie deine Mutter gesagt hat, danach noch mehr getrunken haben.«

Sie hielt inne, weil Gerös Züge plötzlich versteinerten, und blickte um sich, als suchte sie jemanden. Wie oft dachte sie in letzter Zeit an jene Verwandten, die inzwischen gestorben waren. »Weißt du was? Ich möchte noch einmal zum Friedhof gehen. Begleitest du mich?«

Gerö nickte.

»Gilt Ödön eigentlich immer noch als verschollen?«

»Es hat unlängst geheißen, er wäre damals zusammen mit anderen Pfeilkreuzlern exekutiert worden. Niemand weiß, wo er begraben worden ist.«

»Dann hat er seine Einfalt und seinen Größenwahn teuer bezahlen müssen.«

Erisa ging zur Terrassentür, die in den hinteren Teil des

Gartens führte, und öffnete sie einen Spaltbreit. »Die Mauer ist ja inzwischen ganz mit Wicken übersponnen. Ich glaube, jetzt könnte man sich an diese Mauer sogar gewöhnen, weil man sie nicht mehr sieht.«

»Das klingt ja so …« Gerö trat hinter sie und spähte ebenfalls hinaus. »… als ob du hier einziehen wolltest.«

»Ich? Noch einmal umziehen? Nein!«

Sie ging, gefolgt von Gerö, durchs Vestibül zur Eingangstür, trat in den Vorgarten hinaus, der genau wie der hintere Teil von Unkraut überwuchert war, und verließ das Grundstück. Die Akazienallee empfing sie mit süßem Blütenduft.

»Ja, und zwei Jahre nach Katalin, aber das weißt du ja …«, begann Erisa, als sie neben Gerö langsam durch den lichtdurchflimmerten Baumschatten ging, » …ist auch mein geliebter Erik gestorben.«

»Das kam für uns hier in Kischdorint genauso überraschend wie Katalins Tod. Niemand von uns konnte glauben, dass es die beiden nicht mehr gibt.«

»Eriks Herz hat versagt. Einfach versagt … Als ich ihn fand, lag er am Boden, die rechte Hand am Herzen, die Augen aufgerissen, den Mund weit offen, als würde er schreien. Aber ich habe keinen Schrei gehört …«

Sie sah es noch immer vor sich: Sie saßen im Wintergarten, tranken Tee und aßen Gerbaudschnitten. »Ich gehe in die Küche. Ich muss mir die Schokolade von den Fingern waschen«, sagte Erik. »Wieso gehen Sie nicht hinauf ins Badezimmer?«, fragte Erisa befremdet. Erik hatte sich die Hände noch nie in der Küche gewaschen. Ohne zu antworten, ging er hinaus. Er schien es eilig zu haben. Auf einmal hörte sie einen Plumps, als würde jemand einen schweren Sack zu Boden fallen lassen. Zuerst stutzte sie, dann sprang sie auf und lief, von einer unerklärlichen Angst gejagt, in die Küche …

»Viel zu früh hat er mich verlassen.« Sie blickte hinauf in die Baumkronen und seufzte. Hier in der Allee war sie damals vor ihrem Umzug in Arpads Haus in Budapest spazieren gegangen, mit einem Herzen, genauso flirrend wie das Licht in den Bäumen. Sie war verliebt gewesen. Geradezu erschütternd verliebt. Wie oft hatte sie sich damals jedes Wort, das er beim Kennenlernen zu ihr gesagt hatte, jede Geste in Erinnerung gerufen? *Verehrte Erisa, ich möchte Ihnen das andere, das wirkliche Budapest zeigen ...* Es hatte sie so beeindruckt, dass sie, um sich nicht zu verraten, fast schon abweisend reagiert hatte. Dann, während Helenes und Arpads Trauung in der Matthias-Kirche, der tiefe Blick in ihre Augen und das Nicken, als sagte er: »Wir verstehen uns ...« Je öfter sie daran zurückdachte, desto glühender wurde ihr Verlangen nach Erfüllung dieser wunderbaren Sehnsucht nach ihm.

Unvermittelt blieb sie stehen. Noch ein paar Schritte, dann waren sie bei den Arkaden des Rathauses angekommen, an jener Stelle, wo sie damals mit Imre Molnar zusammengetroffen war, wo er ihr seinen Verrat gestanden hatte. Noch heute rief diese Begegnung Abscheu in ihr hervor, als hätte Molnar sich an ihr vergangen oder als hätte sie sich ihm hingegeben und sich dafür geschämt. Welch ein Wechselbad der Gefühle!

Langsam gingen sie weiter.

»Margit Reich, du weißt, meine Schwiegermutter ...«, fuhr Erisa schließlich fort, um die trüben Gedanken abzuschütteln, »... hat bald nach Eriks Tod zusammen mit Edgar unseren Umzug nach München besprochen. Aber es dauerte noch zwei Jahre, also bis nach dem Aufstand, bis es dazu kam. Tery hatte ihre große Liebe gefunden, einen jungen Arzt. Die beiden haben geheiratet, und bald darauf stellte sich Nachwuchs ein. Alles andere wurde dann zurückgestellt.«

»Nun, bei Edgars Beziehungen war es ihm bestimmt möglich, Terys Mann eine Stelle in einer Klinik zu besorgen. Als ich mit Julia 1965 bei dir in München war, hat er mir angeboten, uns zu helfen, aber wir mussten ja zurück, weil Julias Mutter schwer erkrankt war.«

»Auch wenn er gute Verbindungen hatte, war es 1956 für ihn nicht leicht, uns alle in München unterzubringen. In Westdeutschland waren Wohnungen knapp, besonders in den Großstädten. Für Tery und mich gab es Arbeit in seiner Kanzlei, und Margit, die bei Tery und ihrem Mann wohnte, versorgte den kleinen Erik Edgar. Helene und Ildiko hatte er schon Jahre vorher aus dem Chiemgau nach München geholt, weil das Kind, wie er sagte, in München bessere Chancen hat.« Erisa lächelte versonnen. »Edgar ist es immer darum gegangen, wieder möglichst viele Familienmitglieder um sich zu versammeln, und er hat seine Mutter immer begleitet, wenn sie zu Endre und seiner Familie in die Staaten flog, anstatt zuzulassen, dass sie für immer dort bleibt. Und stell dir vor, Margit Reich ist bis ins hohe Alter gereist. Sie war schon Mitte neunzig, als sie gestorben ist.«

Wieder blieb Erisa stehen. Sie blickte an der Jugendstilfassade des Rathauses hinauf und dann wieder hinunter zu dem schweren Eichenportal. Angst und Wut hatten damals wie kochende Maische in Erik und ihr gebrodelt, als sie nach seiner Registrierung durch dieses Portal gekommen waren, und später hatte sie jeden Morgen zitternd vor Empörung die kunstvoll ausgemalte Halle betreten, wenn sie sich bei den Kommissaren hatte melden müssen. Wie Brechreiz fühlte sie dieses innere Brodeln in sich hochkommen. Sie schluckte und atmete tief, bis es verging. »Lass uns weitergehen.«

»Sitzt Ildiko noch immer bei den Ersten Geigen im Symphonieorchester?«, fragte Gerö.

»Natürlich! Das hat sie sich ja immer gewünscht und es auch ganz gezielt angestrebt.«

»Ist sie mit ihrem Cellisten glücklich?«

Erisa nickte. Sie erreichten den Marktplatz, der vollgestellt war mit Ständen, mit allzu vielen, wie Erisa fand. Sie kamen an der alten Kirche vorbei, wo der Dekan damals die immerwährenden Gebete um Verschonung von Kämpfen abgehalten hatte.

»Sag mal, ist Edgar inzwischen eigentlich verheiratet?«

»Aber nein! Zu viel der Wahl – aber mit achtundsiebzig hat die Qual auch bei ihm ein Ende.«

Gerö lachte auf. »Wieso ist er nicht in New York geblieben?«

»Er hat immer gesagt: *Ich bin Europäer, und ich möchte in Europa leben. Ich möchte die Vereinigung Europas auf keinen Fall versäumen.* Stell dir das vor. Das hat Edgar, optimistisch, wie er immer war, schon nach Kriegsende gesagt.«

Sie bogen um die Ecke und gingen an der langen Seitenfront der Klosterschule entlang. Der Weg zum Friedhof führte sie auch an der Straße vorbei, an deren Ende Erisas Haus stand. Und schon war ein Hauch von Pusztawind zu spüren, den die beiden bei den sommerlichen Junitemperaturen dankbar wie eine Erquickung durch ein Glas kühles Wasser empfanden.

Gerö blieb stehen und deutete auf Erisas Haus. »Hast du kein Heimweh?«

Erisa schirmte ihre Augen mit der Hand ab und blickte die Straße entlang. »Nein. Denn das Geschehen im Sommer 1944 hat einen tiefen Schatten über dieses Haus gelegt. Kannst du das verstehen?«

»Natürlich. Aber was soll damit werden? Willst du es nicht zurückhaben? Du könntest es kaufen. Für dich wäre das nur eine Kleinigkeit.«

»Schau, Gerö, die Familie, die es bewohnt, lebt darin bestimmt schon seit vielen Jahren. Da kann man doch nicht hergehen und die Leute einfach an die Luft setzen.«

Trotz der Entfernung konnte sie erkennen, wie vernachlässigt das Haus und das Grundstück war: der Putz rissig, die Farbe von den Fenstern abgebröckelt, in den großen Blumenkübeln lag Gartengerät. Wie musste es drinnen aussehen?

Sie schüttelte den Kopf und wandte sich ab. »Nein. Es ist nicht mehr mein Haus.«

Gerö blickte zu Boden und wischte mit der Schuhspitze den Sand, den der Pusztawind von der Steppe hereinblies, von einem Pflasterstein, als wollte er damit sagen: Nichts zu machen. Niemand will nach Kischdorint zurück ...

»Ich habe eine bessere Idee«, sagte Erisa.

Gerö blickte auf, und Erisa schaute ihn aufmunternd an. »Ich will Katalins Haus der Stadt abkaufen und renovieren lassen. Jetzt weißt du, weshalb ich so großen Wert darauf gelegt habe, dass keine Feuchtigkeit mehr im Gemäuer ist. Und du bekommst den Auftrag, die Arbeiten zu überwachen. Und dann, wenn das Haus wieder bewohnbar ist, schenke ich es dir.«

»Erisa, das kann ich nicht ...«

Sie hob die Hand und legte ihm die Finger auf die Lippen. »Doch, du kannst es annehmen, denn du hast in all den schweren Jahren unseren Verwandten hier geholfen, und du hast dich um die Gräber auf dem Friedhof gekümmert. Katalins Familiengruft hast du, wie ich gesehen habe, sogar neu verfugen lassen. Katalin wäre bestimmt glücklich, wenn sie wüsste, dass du, der Sohn ihres Lieblingsbruders Laszlo, in ihrem Haus wohnen wirst.«

»*Eines Tages wird mein Haus wieder im Besitz meiner Familie sein*, soll sie einmal gesagt haben.«

»Ja, das hat sie gesagt.« Erisa hakte sich bei Gerö ein. »Und abgesehen davon: Schau, du bist jetzt zum Geschäftsführer aufgestiegen, da kannst du nicht mehr in einer Dreizimmerwohnung hausen. Du brauchst Räume, in denen Julia und du Gäste empfangen könnt und in denen auch eure Kinder und Enkelkinder Platz haben, wenn sie zu euch kommen.«

»Aber auch du wirst uns hoffentlich jedes Jahr besuchen.«

Erisa zog Gerö an sich. »Natürlich, so lange ich kann. Und ich werde von nun an länger bleiben. Dass ich bisher nie lange geblieben bin, hat nur am ehemaligen System gelegen. Gerö, ich habe immer Angst gehabt, dass man mich, aus welchen Gründen auch immer, nicht wieder ausreisen lässt. Vielleicht war das eine Reaktion auf meine Festsetzung damals. Aber jetzt ist alles anders.« Sie schwieg gedankenversunken. »Erinnerst du dich, was Gyula Horn im vergangenen Jahr gesagt hat, als ihm in Aachen der Karlspreis verliehen wurde?«

Gerö nickte. »*Das Wichtigste für die Erkämpfung der Freiheit ist, dass die universelle Geltung der Menschenrechte restlos gesichert wird …*«

Erisa blickte zu Gerö auf. Ihre Augen strahlten. »Mein Lieber, das sind Worte, die hoffen lassen, dass niemals mehr geschehen kann, was einmal geschehen ist.«